臨床哲学とは何か

臨床哲学の諸相

［監修］
木村 敏
野家啓一

河合文化教育研究所

臨床哲学とは何か

——臨床哲学の諸相

目次

I　臨床哲学とは何か

◎基調講演へのコメント――

臨床哲学の現場をめぐって　野家啓一　117

精神医学と哲学が並んで問いを立てる時……　鈴木國文　128

まえがき

木村　敏

　河合文化教育研究所主催の「臨床哲学シンポジウム」も、二〇一二年の第一二回で一つの節目を迎えた。その回と次の第一三回の二回にわたって、「臨床哲学」というそれまでにはなかった新しい用語を期せずしてほぼ同じ時期に独立に使い始めた鷲田清一氏と私自身、それに当初からこの動きに積極的に関わってきた共同監修者の野家啓一氏という三人が、「臨床哲学とは何か」という連続したテーマでシンポジウムをもったからである。私自身は両回ともシンポジストをつとめたので、提題者は三人ということになるが、これに対するコメンテータとしては、一回目が野家啓一、鈴木國文、兼本浩祐、出口康夫の四氏、二回目が谷徹、内海健、榊原哲也、津田均の四氏だった。そして今回の新しい試みとして、これらのコメンテータの各氏にも、それぞれのコメントを論文にして出していただき、シンポジスト三名の論文と併せて論文集（本書）に掲載することにした。なお二回目に関しては、司会を担当された浜渦辰二氏にも論文をお書きいただいて本書に掲載したが、出口康夫氏からは寄稿がなく、また内海健氏はよんどころない日程上の理由でコメント論文の執筆を辞退されたことを付記しておきたい。

さて、とりあえず本書の構成について一言しておくと、まず、このところ慣例になっていることだが、プログラムに付記されて出演者と聴衆の双方にとっての方向づけとなる「趣意書」が再録され、次にこれも慣例化している野家氏と私という共同監修者二人による対談が置かれている。野家氏も私も二回のシンポジウム自体で「主役」を演じているので、この対談の内容についてはとくに立ち入って述べることはないだろう。従来、この二人のあいだでは「アクチュアリティ」と「リアリティ」の関係についての話題が中心になってきたが、今回はアクチュアリティが「はたらく」（アクトする）ために必要な「力動（デュナミス）」としてのヴァーチュアリティのことも取り上げられている。

第一部は二〇一二年のシンポジウムの再録である。まず私が「臨床の哲学」についての自分の考えを述べた。このタイトルは、鷲田氏が「哲学の臨床」という題を出されたのに引きずられるようにして決めたもので、私にとっての臨床精神医学がそもそもの最初から――医者になる前の学生時代に合奏音楽に熱中していたころにさかのぼって――自己の志向作用は他者（たち）との「あいだ」によって規制されているという、或る意味で「哲学的」な内省から出発したこと、医者になってからも離人症患者との出会いを通じて「自己の存在」と「世界の実在」との関係について存在論的に考えたこと、ビンスヴァンガーやリュムケに触れて自己の病理である統合失調症の感覚診断の可能性に触れ、「あいだ」の病態としての統合失調症という認識に到達したことなどを語った。

次に鷲田氏が、ご自分の「臨床哲学」について簡明に説明された。「臨床」とはベッドサイドへ出かけて行く営みのことで、このいわば「地政学的」geopoliticalな位置価についての自覚が重要であるという。この自覚は、例えば田中美知太郎のいう「技術の技術」としての哲学、鶴見俊輔が具体性の底深くに浸るとともに抽象原理にも通じる「水陸両棲」の技術を求めた哲学、さらには有名なマルセル・デュシャンの便器が芸術となるのは美術館の中だけだというのと同じ着想から、思考はいつ哲学になるのかという問いが出てくるという話しなど、才気煥発な議論が展開された。

この二人の提題に続いて、野家啓一、鈴木國文、兼本浩祐、出口康夫の各氏からコメントがあり、それぞれについて活発な討論が行われた。

野家氏の「臨床哲学の現場をめぐって」は、まず私に対して、「自己クオリティ」ないし「感覚としての自己」の概念、「症状論的エポケー」を通じて超越論的な出来事を見る「もう一つの目」、それから「身体」に関して西田の言う「生命的身体」と「歴史的身体」の区別という三点についての説明を求められた。次に鷲田氏に対しては、氏の言う「地政学的な位置の自覚」、これは哲学自身の盲点ではないか、氏自身の臨床哲学において果たして鶴見氏の言う水陸両棲の往復運動がなされているか、等々の疑問を示された。

次に鈴木國文氏の「精神医学と哲学が並んで問いを立てる時……」は、私のいう症状と病気の区別に関して、患者の語る症状とその本質を二階と一階のような異次元のものとみなして本質のほうを重視する姿勢に疑問を呈している。だからまずは臨床と哲学の二つを分けておいて、その上でこの二つの関係を問いたいと言われる。鷲田氏に対しては、氏の著書『「聴く」ことの力』への賛辞に始まって、「他者の声を聴くこと」と「主体の成立」との関わりは、ラカンの言う抹消線つきの主体Sと自我理想Iとのズレに対応するのではないかという問いを提起する。鈴木氏によれば「臨床哲学」という言葉は、内因性精神病という「知の体系」を「医療化」するという矛盾ないし可能性を、見えるようにもするし見えなくもする両刃の刃ではないのかという。（鈴木氏も書いておられるように、私はラカン理論が苦手なので、この項は直接に鈴木氏の論文にあたっていただくほうがいい。）

兼本浩祐氏は癲癇《てんかん》という「脳の病」を専門とする臨床医であるが、精神病理学にも造詣が深く、来年度（二〇一五年）に名古屋で開かれる日本精神病理学会の会長を引き受けている。同氏の「臨床の哲学と哲学の臨床——何処から語っているかについて敏感であること」によれば、「私」という現象は、脳という「器」の側だけを探求しても論究され尽くせないという。その上で私に対して、統合失調症というありかたを人間の存在可能性の一つとして考えるのかどうかという問いを出す。もし統合失調症を、ゾーエー的生命との根拠関係が何らかの形で機能しなくなった状態と考えるのなら、それは「欠損」ということにはならないか、統合失調症的な体験様式の延長線上に健常人とは別種の体験様式が並列的に存在して、新たな自己回復の可能性が開かれることはないのか、という問いである。また鷲田氏については前述の鶴見氏の「水陸両棲」の技術に関連して、家族から患者の癲癇発作の動画を見せてもらう場合、「側頭葉癲癇」というテキストを学習済みの人とそうでない人とでは「見える」ものが違うのであって、原理原則と個々の事象の間の関係は単純ではないということを述べている。

第二部は二〇一三年のシンポジウムで、ここではまず私が「感性と悟性の統合としての自己の自己性——超越論的構想力の病理」と題する提題で、前年の概論的な発表から各論的な力点をいくつか取り出し、臨床的事実とそれを理解する背景となる哲学者の思索について述べた。私自身の主眼はあくまで統合失調症における自己他者関係の現象学的精神病理学である。ハイデガーは『存在と時間』で「現象学」を「自らを示すものをそれ自身から見えるようにしてやる」という「中動的」な技法として述べている。西欧近代語の能動と受動が截然と分かれた主語中心の文法と違って、それ以前の印欧語族における「中動態」は——日本語の文法と同様——行為者の「主語的」なありかたよりも「述語的」「場所的」なありかたを語り出している。そしてその根底には、ハイデガーがカントの『純粋理性批判』で重視した「超越論的構想力」すなわち「感性と悟性という認識の二つの幹の、共通の未知の根」がある。そしてそれが、「診断」という悟性的行為を感性が支える直観診断を可能にし、純粋自己触発としての「時間」が「アンテ・フェストゥム的」で「自己到来的」な性格を帯びる統合失調症者のありかたを決定しているのではないかと思われる。いま読み返してみると、今回の報告では「哲学」があまりにも表面に出て、「臨床」の現場が背後に退き過ぎているという憾みを免れない。

これに対して哲学者である野家啓一氏の提題報告「臨床と哲学のあいだ・再考」は、ずっと実践的かつ現場的である。同氏はまず、氏が密接に関わってこられた鷲田氏その他の阪大グループの臨床哲学について、その「立ち位置」というか立脚点を「哲学とは別の現場で傍観者になることではなく、そこへ異分子として介入することで議論の流れを変えること」として記述している。それは「現場」というよりは「メタ現場」である。そこでは「当事者」(患者や障害者)との距離の取り方が重要になる。最近、北海道の浦河にある「べてるの家」での、患者が自分で自分を研究する「当事者研究」が大きな反響を呼んでいるが、「自分のことは自分が最もよく知っている」という哲学の大前提がここでは否定されている。

野家氏はここで「病気」という主題をいったん離れ、ユダヤ人にとってのアウシュヴィッツ、日本人にとってのシベリアの収容所という過酷な状況から奇跡的に生還した、精神医学者のフランクルと詩人の石原吉郎を取り上げる。フランクルは「すなわち最もよき人々は帰ってこなかった」と書いているし(この言葉は本書二一頁に掲載した今回のシンポジウムの「趣意書」にも引用されている)、石原も「最もよき私自身も帰っては来なかった」と書いている。これは木村が論じている西田幾多郎の「絶対の他」の思想に触れているのではないか、と野家氏はいう。

野家氏によると、臨床哲学には現場に赴いて当事者の声に耳を傾ける「往相」と、そこからもういっぺん哲学の現場に戻ってくる「還相」をもたねばならない。この往相と還相のあいだに「沈黙」があって、石原の場合そこで詩が生まれる。しかし私見を差し挟むと、精神科医の行う臨床哲学では「往相」はそれと同じとして、「還相」は治療の現場ということにならざるをえないだろう。そしてその「往・還」のあいだの一瞬の沈黙で人によっては生まれる可能性のあるもの、それが臨床哲学なのではないかという気がする。

第一部同様、ここで各コメンテータとの活発な討論が行われた。

谷徹氏の「「あいだ」と「二」」は、「あいだ」という言葉を取り上げ、西洋各国語では「あいだ」の語は「二」を含むのに対して、日本語では「あう」という出会いと関係しているという。その上で私の行ったハイデガーによるカント解釈に関連して、「カントをカントたらしめている重要な区別」が「経験的・アポステリオリ」と「超越論的・アプリオリ」の区別であるとすれば、カントの「自我」は、そして「精神病」はそのどちらなのか、精神病は経験的・アポステリオリだと思われるが、そうであればカントおよびハイデガーの議論と木村の議論は次元が一致しないのではないか。しかし、もし精神病が経験の可能性条件に関わるのなら、それはアポステリオリとアプリオリの「あいだ」=「あわい」を開示しているのではないか。このように自己によって問われる自己の成立は、アプリオリとアポステリオリの動的な「あいだ」を開く作業のなかでのみ解明される。——野家氏の発表では、やはり「あいだ」における「二極」の往還運動、「往相」と「還相」が主題になっている。「あいだ」=「あわい」の場のなかには実にさまざまな二項が登場するが、それは「双数」duality の関係と呼んでもいいし「双子」twin の関係もしくは「決闘」duel の関係であってもいい。

榊原哲也氏の「〈われと汝〉と〈われわれ〉」は、〈われと汝〉が向かい合う〈われ-われ〉関係と、同じ方向へ共に歩もうとする〈われわれ〉関係とを対比させるために、ハイデガーが『存在と時間』に書いた二種の「顧慮的気遣い」Fürsorge、つまり相手に代わって尽力するそれと、相手に先んじて手本を示すそれにまず注目するが、これらはいずれも右の二つの関係を十分に表していない。これに対してフッサールは気遣いについて積極的に語らなかったけれども、右の二つの関係を解明するヒントを示している。人格的に向き合う「われと汝」の関係の底には、それに先立つ原初的で衝動的 triebhaft（むしろ「本能的」？）なケア Fürsorge の次元がある、と言う。木村のいう「私と汝」の関係は「われ」と「われ」が出会う「われ-われ」関係だが、フッサールのいう「同じ方向を目指して共に歩もうとする〈われわれ〉関係」はこの〈われと汝〉の関係を踏まえてはじめて成立するもので、ハイデガーが指摘しえなかったもう一つの顧慮的気遣いの可能性である、と榊原氏は言う。また同氏は、野家氏が「哲学者は臨床の現場に赴くことはできても当事者になることはできない」というのに対して、臨床哲学者が当事者研究に関わろうと現場に赴くことによって、両者は互いに向き合い、同じ方向を目指して共に歩もうとするかぎり、新たな〈われわれ〉の生成する可能性はあるのではないか、とも言う。

津田均氏の「限界状況での精神病理学、独自の出会い」は、木村が評価しないヤスパースの「了解不能」概念への評価を出発点とし、木村理論の一つの範例と見られる長井の「つつぬけ体験」論を再検討する。長井は「根源的沈黙からの二重の外出」を言うが、ここで「つつぬけている」と感じるのは患者の側だけだという非対称性が問題である。ブランケンブルクの言う「患者の側の疎外感と治療者の側の奇異感の対応」で「疎外感」と「奇異感」の対比が解消され、この感覚をめぐって治療者と患者が対称的だという長井や木村の議論は承服することができない。精神病理学は患者の言明の「透明さ」に信を置くことを前提としているが、自己の言説が自己にとって透明であるとは安易には言えない。患者の言明のなかには、それを介して治療者がかなり透明に患者の病理の理解に降りて行けるものもある。長井や木村は「つつぬけ」と記号を切り離そうとするが、実際には記号がまさに出来上がろうとするときに消え去ってしまう病理ではないのか。——次に野家氏の論じた当事者研究に関して、野家氏の議論に対するコメントというよりは、津田氏自身の経験したある患者の極限状態についてと、氏が安永浩氏とはじめて対面して入門したときの逸話を書いて、論文を閉じている。この津田論文から筆者（木村）が受けた印象として、氏自身の「自己についての不透明感」という問題を挙げておきたい。

最後の「二つの「臨床哲学」が再会するとき」を書いた浜渦辰二氏は、実はコメンテータとしてでなく、司会者として参加していただいたのだが、鷲田氏の臨床哲学に最初から深く関わってきた方でもあるし、シンポジウム当日も提題者と各コメンテータの議論をつぶさに聞いておられたということで、特にお願いして論文をまとめていただいた。浜渦氏は「臨床哲学は岐路に立っている」という野家氏の発言を、自分たちの「大阪大学臨床哲学」だけでなく「木村臨床哲学」にも向けられると言う。木村ははじめ、患者との一対一の対話を臨床哲学の出発点として重視する「二人称の現象学」を唱えていたが、やがて「人と人との間」にある「根源的事態」の（一人称的）直視に進まねばならないと言う。問題は、二人の人が直接に出会っている対話そのものが（つまり榊原氏のいう〈われと汝〉の〈われ‐われ〉関係が）、二人称的であるにはとどまらないで、むしろ一人称的（榊原氏の〈われわれ〉関係）になる機微の現象学的把握についてである。この点で浜渦氏が、すぐれて現象学的だった西田幾多郎の「主語的」ならざる「述語的」「場所的」な「自己」の思索を参照していないのは惜しまれる。浜渦氏は当日取り上げられなかったバザーリアの「脱施設化」運動にも触れて、これが木村の中動態への関心にも通じていることを正当に指摘しておられるが、「精神の病理」への関わり方が二人称的であるか三人称的であるか、それとも窮極的には一人称的でなくてはならないかの問題は、「人称」の語に語られている Person の語義にまでさかのぼってさらに問わなくてはならないことだろう。

さて、このようにして今回は提題者が鷲田、野家、木村の三人にとどまったという事情もあって、コメンテータや司会の方々にも論文を執筆していただいた。この試みは成功だったと思っている。しかしそこで提題者に対して提出された数多くの疑義や質問にそれぞれ答えるということは、当然ながら不可能である。臨床哲学という試みそれ自体が、答えを要求せずに問いを続けるという営為でもあるだろう。読者諸賢はそれぞれの思索を通じて、この架空の「問答」をご自身の中で「実現」していただくことを切望して止まない。

今回もまたシンポジウムの開催にあたって、実に多くの方々のご援助をいただいた。野家啓一氏はじめ準備委員のかたがたには、ご自身の出演を含めて他のコメンテータと司会者の人選と出演依頼にご尽力を賜った。厚く御礼申し上げたい。

加藤万里さんと多賀悦子さんを中心とする河合文化教育研究所の各位、それに二回の会合自体の裏方をいつもにも増して万全におつとめくださった相京範昭さんはじめ河合文化教育研究所・東京の皆さまに、こころからお礼を申し上げる。

河合臨床哲学シンポジウム・プログラム　趣意書

第12回　臨床哲学とは何か

二〇一二年十二月十六日(日)　東京大学鉄門記念講堂

司会＝谷　徹・内海　健

コメンテーター＝野家啓一・鈴木國文
兼本浩祐・出口康夫

発表1　木村　敏「臨床の哲学」

発表2　鷲田清一「哲学の臨床」

臨床哲学とは何か

第十二回を迎えた臨床哲学シンポジウムは、ひとつの節目となる。今回は、本臨床哲学シンポジウムを精神医学から主導してきた木村敏氏と、哲学から臨床哲学を立ち上げてきた鷲田清一氏に登壇いただき、そこに指定討論が加わるという特別企画となった。

私自身は精神科医であるがゆえに、木村敏氏の、おもに内因性精神病の臨床経験から、自己論、時間論を経て生命論的差異という独自の構想へ進んだ骨太な思想の流れは、身近なものとなっている。鷲田清一氏については、壮麗な整合的体系を作りあげるという哲学の通説を覆し、聴取の力と起結を持たないエッセイの力を表舞台に出す構想が、精神医学の経験を広く取り込み、その冪乗を精神医学にも送り返していることを読みとる。

以下ごく手短に、未完成ながら私的な問題意識を述べたい。

三つの透明性を考えてみる。他者の透明さ、自己の透明さ、そして精神疾患に付随する透明さである。三種類の透明さに触れることには、それぞれに含意がある。それはまずは、本来不透明なはずの他者も透明に与えられる面がありそうだが、何がそれを可能にしているのか、一方、自己には自己に不透明なところがありそうだが、それはいかに生じてくるのかという問である。そしてさらに、精神疾患には、われわれに、「何か」を、独特の仕方で透明に与えるところがあるのではないかという展望である。

とりわけこの三つ目に挙げた透明さが、われわれにある道筋を辿らせるのではないか。それは、元来語り得ないように見える経験の深奥に達する語り、「〇《ゼロ》次からの語り」を紡ぎ出す道筋である。この道筋は多様であってよいが、強靭な思考により拓かれ、繋がっていなければならないであろう。ここで精神医学は、哲学的思考力を必要とする。同時に、とはいっても、この道筋の繋がりを作る思考が、その強靭さに自閉し、実践に体系的抑圧をかけてはならないであろう。そこで入れ替わりに現れてくるのが、哲学に発する臨床哲学が強調する関係の「独自性」ではないか。ただし、このことを治療場面で問題にするとき、けっして特権的治療局面のことだけが問題となるわけではないだろう。特別な転回点なく進んだ治療、マスに適用されて十分有効な治療を、次元の低いものと考える必然性はわれわれにはない。そうでなければ、精神医学の領域には、無数の凡庸な治療と、特権的だがある種のいかがわしさを払拭し得ないエピソードが残るということになりかねない。それでも、関係の独自性は常に治療の場にあり、柔軟にそこで働き続けているし、働き続けていなければならないと言ってよいのではないか。

多くの交錯を期待しつつ当日の議論を待ちたい。

（津田　均）

第13回　臨床哲学とは何かⅡ

二〇一三年十二月八日(日)　東京大学鉄門記念講堂
司会＝浜渦辰二・鈴木國文
コメンテーター＝谷　徹・内海　健
榊原哲也・津田　均

発表1　木村　敏「感性と悟性の統合としての自己の自己性――超越論的構想力の病理」
発表2　野家啓一「臨床と哲学のあいだ・再考」

臨床哲学とは何かⅡ

今回の臨床哲学シンポジウムは、昨年の第十二回の「臨床哲学とは何か」のテーマを引き継ぎ、「臨床哲学とは何かⅡ」と題して、「臨床哲学」の根源に向けてさらに一層深くそれ自身を問い続けるシンポジウムとなる。

「臨床哲学」とは、治療者－患者の治療関係を実存を賭けて生きる中で、その底に横たわる自他未分の〈生命〉（ゾーエー）にまで降り立ち、そこから再び患者との新たな治療関係を拓いていく思考であり（木村敏）、また問題が発生している現場に自ら出向いて他者の声を聴こうとするクリニケーの哲学のことでもある（鷲田清一）。いずれにしても、「臨床哲学」を考えるときには、「自己」と「他者」という二者関係が前提される。「臨床哲学」の根源をめざすということは、この二者関係の構造を内側からみつめ直し、その関係がそもそも出立してくる生成の場に思いを馳せるということでもある。

　私たちはこの二者関係の一つの極北の姿として、ナチスの強制収容所から帰還した精神科医のフランクルの以下の言葉を想起することも可能かもしれない。


「……すなわちもっともよき人々は帰ってこなかった。

：die Besten sind nicht zurückgekommen.」

（V・E・フランクル『夜と霧』、霜山徳爾訳）


　フランクルがこのように語るのは、彼が生還したからであるが、同時に彼の生還の背後に、もはや証言することがかなわぬ何百万人もの死者たちの存在があることを彼が悲痛に自覚しているからでもある。死と飢えと過酷な労働に浸された強制収容所という極限状況にあっては、他者は自己の生存にとっての直接の脅威となる。互いが互いの生命への侵犯者とならざるをえないこのような厳しい二者関係を一つの極とするなら、その対極には他者の呼びかけの声を聴き、互いの応答を通して問題を乗り越えていく連帯の二者関係がある。更にそうした両極にわたる水平の二者関係の直下には、「自己」が「自己」として析出される生成の場に立ち会い、その主要な契機となる「他者」がおり、そこには自・他の始原の二者関係が存在する。

　このような自己と他者関係の異次元にわたる多義性に向き合うとき、そもそも「自己」とはだれであり、「他者」とはだれのことか、この二者関係とはどのようなものか、という臨床哲学の根源的問題が新たにいっそう深く問い直されていく。

　このシンポジウムのこれまでの十二回の営みとは、これらの問いについて、さまざまな角度から吟味し続けてきたアクチュアルな思考の歴史そのものだともいえる。今回のシンポジウムでは、統合失調症患者という「他者」への深い心配りと考察から生まれた木村敏氏の思考に、野家啓一氏の「臨床哲学」をめぐる氏独自の思考が新たに加わり、魅力的な議論が展開されることになる。哲学と精神医学の革新に向けて、指定討論者も含めてさらに議論が深まっていくことを期待したい。

（K・M）

対談・臨床哲学とは何か

木村 敏
野家啓一

精神医学と哲学の共通点としての philosophieren

野家 木村敏先生を中心とする臨床哲学シンポジウムは、昨年で十三回目を数えることになったわけですが、昨年（二〇一三年）と一昨年（二〇一二年）は、それこそ根本問題である、そもそも「臨床哲学とは何か」というテーマで二回のシンポジウムを開催しました。

一昨年は、臨床哲学の原点ともいうべき、木村先生と鷲田清一さんがパネリストになられて、それぞれの立場から——木村先生が「臨床の哲学」、鷲田さんが「哲学の臨床」という、ふたつの観点から——臨床哲学とは何か、ということをお話しいただきました。

昨年は木村先生と私とで、もちろん木村先生は臨床哲学そのものとも言うべき精神医学者なんですが、木村先生の言葉を借りると、一昨年、鷲田さんと一緒に発表された時は概論をなさって、昨年はいわば各論のかたちで議論を展開された、というふうに確かおっしゃっていたと思います。

昨年はカントの超越論的構想力というところに焦点を合わせて、木村先生は統合失調症を構想力の病いとしてとらえる、これはハイデガーの構想力の解釈なども絡まっていますけれども、そういう観点から大変興味深いお話をなさいました。

私の方はまったく何というか、講演でも言いましたが、レコードでいうとA面に対するB面のような役割で。といっても、最近の若者はCDしか知らないのでB面と言ってもわからないかもしれませんが（笑）。それで、当事者研究とか、パンフの趣意書にありましたフランクルの『夜と霧』とかに焦点を合わせて、当事者性ということから、臨床哲学が哲学であるゆえんはどこにあるのか、といったことを話させていただきました。そのあたりから話を始めたいと思います。

多分木村先生の方が早いとは思うのですけれども、先生はちょうど鷲田さんが臨床哲学という言葉を打ち出したのと相前後して、臨床哲学という概念を提起された。

木村　ほとんどいっしょの頃でしょうね。

野家　先生は医学部の中で精神病理学をずっと追求なさってきて、それがいわば、単なる科学的な精神医学には収まりきらないような領域、そこに足を踏み入れられた時に臨床哲学という言葉を使い始められたのではないか、と思うのです。その臨床哲学という言葉を、これまでの精神病理学との差異を際立たせるためにお使いになったという、出発点にあるモチーフみたいなものから最初にお話しいただければありがたいと思うのですが。

木村　そのモチーフみたいなもの、っていうのは大変むずかしいんですけど、精神医学っていうのは体質的に哲学とどこか関係があるんですよね。しかし、もちろんいわゆる専門の哲学、哲学学なんてことを言いますけれども、そういうものとはまるで関係がない。哲学的にものを考える、あるいは、哲学するという、philosophieren というドイツ語がありますが、そういうことと、精神医学、特に精神医学でも私が最初から現在に至るまで中心においてやっている統合失調症という病気を考える、見ていくためには、この哲学をしないことにはどうしても見ていけないんです。

それを、ことあらためて、ぼくは臨床哲学なんていう言葉を、自分では自分がつくった言葉みたいなつもりで使い始めたんです。しかし、よく調べてみると、もちろんそれは、誰かもうすでに、鷲田さんであるとか、ちょっと趣向は違いますけど、解剖学の養老孟司さんとかが、使っておられて、養老さんなんかが、時間的には早かったんじゃないかと思うんです。ぼくが知らなかっただけで。

野家　たしか『臨床哲学』（哲学書房）というタイトルの本が養老さんにありますね。

木村　養老さんの本があるでしょ。

野家　ただ、養老さんの言われる臨床哲学は、あまり哲学の方にはインパクトを与えなかったのではないかと思います。

木村　彼のは臨床じゃないですからねえ。

野家　それに対して、木村先生の「臨床哲学」と中村雄二郎さんの「臨床の知」という問題提起は、われわれ哲学分野の研究者も本当にインパクトを受けましたし、いろいろな影響を受けたと思っています。

いま精神医学というのは、最終的にはどうしても philosophieren をしなくてはならない、とおっしゃいましたが、それは「自己」というものと最終的には関わらざるをえない、ということでしょうか。

木村　はい。結局、やっぱりそういうことになると思うんですね。特に統合失調症の場合は。まあ、ほかの病気の場合も、精神科の病気はいろいろな形で自己というものに関わりますけども、特に統合失調症というのは、自己が自己であるということが成り立たなくなる、そういう病気なもんですから。そうなるとやっぱり、哲学的な言葉で語らざるを得ないということになりますよね。

野家　多分そこのところが、われわれ哲学業界にいる者にもいろいろなインパクトを与えてくださる理由だと思うのですが。確か去年のシンポジウムで榊原（哲也）さんが、修士論文を書く時に行き詰まって、その時にたまたま読んだのが先生の『時間と自己』（中公新書）だったと。それでいっぺんに展望がひらけて、その結果いまこうして自分がこの壇上に登るようなことにもなった、という話をされてました。

実はそれで思い出したのですが、ぼく自身も修士論文を書く時に——先生の『時間と自己』はまだ出てなかったのですが——『自覚の精神病理』という紀伊國屋新書を読んで、やっぱり目をひらかされるような体験をして、修士論文の中で引用させていただいた記憶があるのです。

木村　『自覚の精神病理』なんていうのはごくごく、いちばん早い本ですよね。

野家　あの本の中でもすでに、先生は西田哲学にも言及しておられますし、離人症という症例を分析していく過程で自己というものが何であるのかということを、それこそ正面から philosophieren されているので、専門の医学者が書く本とはぜんぜん違うような、まさに哲学書として読んだという記憶がありますね。

哲学と精神医学の共通点ということになるんですが、先生はどこかで、哲学というのは自明の事柄をあらためて問い直すことだ、とおっしゃっていますね。時間でも空間でも、あるいは自己でも存在でもいいのですが、こういうことは誰でもある程度はわかっている事柄ですね。たとえばアウグスティヌスが『告白』の中で、時間というものは問われるまではよくわかっていた。しかし、「時間とは何か」と、問われたとたんにわからなくなった、という、それこそ告白をしていますけれども。

そもそもプラトンが対話篇を書いた時に、さまざまな対話篇で主題になっていることは、知識であれ勇気であれ、恋愛であれ徳であれ、だいたいわれわれが何となくわかっている事柄に限られています。だけどいざ、それについてあらためて問い直されると、ちょっと答えに窮するような主題だと言えます。ですからふだんわれわれはそういう自明性の中に安住して、それこそコモンセンス、常識の中にたゆたって生きているわけですね。ところが何かのきっかけでその自明性が破られて、既知の事柄をもういっぺん根本から問い直さざるを得なくなる、という事態がたぶん philosophieren の出発点だろうと思います。

自明性をめぐって

それと比較すると、精神医学というのはやはり、患者さんというのは——どこかで、先生、もちろん書いておられるし、あとブランケンブルクに『自明性の喪失』（みすず書房）という有名な本がありますけど——そういう自明性、常識、コモンセンスに亀裂が入ったというか、そういう病状を示すようになったところから、患者の病状を考察し、それに対する治療という作業が始まる、という印象を受けるのですが。

木村　治療ということになるとまたひとつ問題が増えるんですけどね。

野家　はい。ただ、出発点は自明性が壊れた時にどうしたらよいかということで、哲学と精神医学、それぞれアプローチの仕方は違うわけですけれども、取り組んでいる問題はいっしょだというふうに考えてよろしいのでしょうか。

木村　はい。私もまったくそうだと思います。ぼくは哲学が全体として、全般に、自明性の問題を扱っているんだ、と言うだけの勇気はもちろんないんですけど。

野家　基本的に自然科学というのはふつう言われているように、未知の探求ですよね。まだ知られていない事柄を探求する。すでに知られていること、既知のことを論文にしても業績にはならないですね。ですから、ｉＰＳ細胞、ＳＴＡＰ細胞とか、新しい発見が話題になるわけですが、哲学では新しいことに価値があるわけではなく、相変わらず、ギリシア時代と同じ、存在とは何か、時間とは何かということを追求している。そういうことから言うと、どう言ったらいいでしょう。未知の探求とパラレルに言うならば、既知の探求、既に知っている事柄をもういっぺん問い直すというふうなところが哲学にはあるように思うんです。だから自然科学の方が水平方向に自分の領土をひろげていくような営み、学問だとするならば、哲学はいわば既に知られていることをもう一度垂直に掘り下げる、そういう作業ではないかと思うのですが。

木村　まったくもって、そうですね。

野家　そうすると、精神医学というのはもちろん一方で科学でもあるわけですが。

木村　そうなんですよ、うん、そこが大問題でしょうね。

野家　同時にその、自明性が破れた時に、その自明性を問い直さざるを得ない。単に水平に未知の探求をするだけじゃなくて、既知の事柄を垂直にもういっぺん掘り下げていくような作業というか。だから、科学であって科学ではないし、哲学であって哲学ではない。そういう場所に精神医学という学問は立たざるを得ない。そこのところを先生はとらえて、「臨床哲学」という名前をつけられたのかな、と勝手に推測しているわけですが。

木村　その通りだと思います。精神医学というものが元来持っている二重性というのか。やっぱり一応は医学の一分野ですから、他人に対して自分がやっていることを、報告可能性というのか、自分の患者について、私はこの人をこう見たという自分の所見を他人に報告できなきゃいけないわけですよね。しかし、一方で、医者が違えば、そこで見えてくるもの、見ているものがすっかり違いますから、そういう意味では本当はリポータブルではない、報告可能ではないわけですよね。自分の見たものは自分だけが見ている、というところがあって、その、そういう、半分サイエンスで半分哲学というか、そのまま、哲学と言うわけにもいかんのでしょうけど、自分独自のね、人と交換不可能な、あるいは報告不可能、再現不可能な経験、とでもいうのか、知見というか。その両側面をもっていますからね、精神医学は。

ところが、よくご存知のことだし、私もしょっちゅう書いていることなんですけど、精神医学はここ数十年、本当にアメリカナイズされて、報告可能主義、誰が見ても客観的に同じに見えるはずだし同じに見えなきゃいけないんだという、そういう変な客観主義が精神医学を席巻していましてね。それに対するぼくの反逆、そうじゃないということを、これまでも言ってきたんだけど、もう少し声高に言いたくなったというところで、やっぱり「臨床哲学」という名前が出てきたのかもしれませんね。

野家　後でまた問題になると思いますが、精神医学者は本来一人称性をどこかで担保していなくてはならないのに、現在の科学としての精神医学というのはまったく三人称的な方向で突き進んでしまっているということですね。

木村　まったくその通りなんです。

野家　いわば精神医学の核にあるものを、先生の目から見ると、現在の研究動向はどうも取り逃がしているのではないか、と。

木村　取り逃がすって言うか、もうおよそ、どう言ったらいいのかなあ……現在の精神医学は、アプローチの仕方としてはとんでもない間違ったアプローチをしていると思うんですね。

野家　最近の医学ではよく、Evidence-Based Medicine、EBMということが言われますけれども。

木村　その evidence っていうものがねえ。

野家　あれは単に、ぼくなんかが外側から見ていると、統計的な有意性を言っているだけではないかと思うんですが。

木村　そうなんです。まったくそうなんです。先ほどのお話に出た、「自然な自明性の喪失」、ブランケンブルクのいう自明性、ぼくも同じ言葉を使っていますけども、その自明性っていうのを英語で書くとすると、やはりevidenceなんですね。それを基礎においたEBMだったら大賛成なのですけれど。

ハイデガーと西田幾多郎に学ぶ

野家　それで、精神医学と哲学との接点ということで先生にお話しいただいたわけですが、もうひとつは、ブランケンブルクをはじめとして、ビンスヴァンガーでもヴァイツゼカーでもそうですけども、フッサールやハイデガーなど現象学を中心に哲学的な文献に言及されるところがあって、それが相互に、必ずしも正解ではないかもしれないけれどもお互いに刺激しあって新たな知見を誘発するようなところがありますね。木村先生の場合でも西田幾多郎やハイデガーなど、さまざまな文章から独自の解釈を引き出して、それを症状の分析とかに使われるところがあると思うのですけれども。

木村　はい。これもしょっちゅうあっちこっちで言ったり書いたりしていることだから、ひょっとするとこの対談にも出てきたことかもしれないんですけど、ぼくが精神科の医者になったのが、一九五六年です。その頃、まあ、たいてい医学部生っていうのは昔の「理甲・理乙」と言った時の理乙だったので、みんなドイツ語はある程度できたんです。ぼくはどうしてか、ドイツ語が好きだったのでしょうかね。わりあい、ドイツ語のできる新入医局員だったんですよ。それに目をつけられて、ぼくらの当時の村上仁先生に、これはフランス系の先生ですけど、ビンスヴァンガーの『精神分裂病』の翻訳を言いつけられたんです。統合失調症を、当時は精神分裂病というふうに言いましたけども。

これ、当時日本でいわゆる精神病理学をしっかりやっている教室というのは、京大の村上先生、これはミンコフスキーとかああいうフランス系です。それから東京の医科歯科大に島崎先生っていう……

野家　ああ、島崎敏樹先生。確か、島崎藤村の親戚の方ですね。

木村　そうそう、そうなんです。甥御さんかな。それから島崎敏樹先生のお兄さんで、西丸四方先生という、この方はその当時信州大の教授をしておられた。そういうところが精神病理学をしっかりやっておられたんですね。

それでその、村上先生と島崎先生と西丸先生の三人が相談して、ビンスヴァンガーの本を日本語に翻訳しようということで、それぞれ一人ずつ弟子を推薦して、その三人の共訳というかたちで、ビンスヴァンガーの『精神分裂病』（みすず書房）という本を訳したんですね。ぼくは村上先生に言われて、ドイツ語には自分なりにある程度自信というか、うぬぼれをもっていたもんだから、お引き受けしたことはいいんですけど、これがね、読んでみたらいきなりハイデガーでしょ。困りましてねえ。

ぼくは京都にいて、京都っていうところは元来が割合みんなハイデガーとか、西田なんかの京都学派の人とかの話はするんだけど、その当時のぼくはもちろんハイデガーなんてのは一行も読んだことがない。医学部の学生上がりですから。それで大変困りまして、まずハイデガーから勉強しなきゃいけない。そうしたらちょうどその時、ハイデガーのところへ留学していて、帰ってこられたばかりの先生っていうのがおられまして。

野家　辻村公一先生。

木村　ええ、その辻村公一さんが京大におられまして。まだ、教養部の助教授じゃなかったかな。それで辻村さんのところへ頼みに行きまして、ハイデガーを教えてほしい、と。ところが、教えてほしいと言ったって、哲学はそんなに教えるっていっても、そう簡単なもんじゃないはずで。じゃあ、ハイデガーの“Sein und Zeit”——『存在と時間』、辻村先生は『有と時』

と訳しておられました――を読みましょう、ということになって、京大の精神科の中に、辻村さんに、二週間に一回出てきていただいて、そこでその、“Sein und Zeit”の講読会を始めたんですよ。それで結局、“Sein und Zeit”読み終わってから、今度は『思索の事柄へ』に収められている“Zeit und Sein”も読んだものだから、合計八年間になった。その間にぼくはいっぺんミュンヘンに留学してるんで途中抜けているんですけど、とにかく非常に長期間、辻村さんに読書会というか講読会をしていただきました。

そしたらですね。それでその時に驚いたのは、ハイデガーを教わるつもりで“Sein und Zeit”を読み始めたのに、いちいち「ハイデガーはこう言っているけれども、実はこれは西田先生ならこう言うんだ」という、辻村さんによるハイデガー対西田の比較哲学みたいなことが始まりましてね（笑）。ぼくは西田幾多郎なんてのも、もちろん名前は知っていたし、全然読んでいないわけではないんですが、『善の研究』なんかは読んでいる、学生時代にちらちらっとは見ていたんだと思うんですけど。

野家　まあ、多分、京都ならば、とくに京大ならそうでしょうね。

木村　そうなんですよ。私がいろんなかっこうでおつきあいしていただいた先生、哲学者じゃなくってもけっこうそのへんの教養のある先生が多かったものですからね。

しかし、たとえばね、辻村先生の話、いちばん初めにどんな話があったかというと、ハイデガーの場合は自己、自己自身へ到来する、auf sich zukommenという、自己到来というのが非常に重要なんで、そこから、到来ということから、Zukunftという、未来というか将来というか、ハイデガーの非常に中心的な時間契機が出てまいりますでしょ。

野家　はい。「既在（Gewesen）」に対する「将来」ですね。

木村　辻村さんは、西田先生ではここは違うんだ、現在が現在自身を限定するんだ、という。それで自己というものが出てくるんだ。それで未来というのか、まあれは将来と訳してあると思うんですけど。九鬼(周造)さんに従ったのかな。

野家　Zukunft。将に来たらんとする、という。

木村　だからその Zukunft、将来中心の時間――どう言ったらいいんでしょうかねえ、そういう時間構造みたいなものと、現在中心、永遠のいま、というようなものを置いた時間との対比を教えていただいた。それが大変おもしろかったし、まだ医者になって二、三年のことだろうと思うんですけど。

ちょうど同じ頃に離人症の、自己を失ってしまうのと時間なんかがすっかりなくなってしまうような離人症の患者を、私は一生懸命診てたんですね。それとも関係して、私の臨床哲学の、まあ、出発点というか、事始めみたいなものができたんです。

野家　その意味では、辻村先生にハイデガーの講読をしてもらって、そこで西田とのつながりを教えていただくという、大変豪華というか、幸運な経験をなさった。

木村　幸福な。うん、そう思いますねえ。

野家　ぼくがちょっと興味を持ったのは、辻村先生は“Sein und Zeit”を「有と時」と訳しておられますね。

木村　はい、「有と時」です。

野家　講読の時はやっぱり、Sein は「有」と訳してらしたのですか。

木村　講読の時はそれは訳さなかったですね。Sein は Sein。**Zeit** は **Zeit** で。あの翻訳が出たのは河出でしたか?

野家　ええ、河出書房の「世界の大思想」というシリーズでしたね。

木村　その「あとがき」をご覧になるとわかるんですが、あの翻訳は、実はわれわれがやった研究会が生み出したものなんですよ。

野家　なるほど、そういう事情でしたか。

木村　われわれが講読会をやったもんだから、結果あの訳本が出た。あとがきのところに私の名前なんかも書いてあります。

野家　それじゃ、その講読会は辻村先生にとっても貴重な機会だったわけですね。

木村　だから、あれ、ずいぶん苦心の訳語がたくさんあると思うんです。ぼくは二年間留守をしていていなかったけども、それを除くと、辻村さんが苦労された現場にずっと立ち会っているんです。

野家　先生は一方ではそういうふうにハイデガーや西田について、哲学的な勉強をされながら、他方ではやっぱり患者さんを診られて、臨床の方に携わっておられるわけですね。

木村　そうなんですね。

野家　それでさっき報告可能性というふうな言い方をされましたけれども、精神医学も科学である以上は一種の再現可能性を持たないと業績として認められないようなところがありますよね。

木村　ええ、そのはずなんですね。

野家　そうした側面があるのではないかと思うのですが、そうすると、そのへんに対する先生のスタンスといいますか、それはどういうことになるのでしょうか。

木村　うーん。

野家　精神病理学一般に、再現可能性というよりはむしろ、患者との一対一の対話、接触、そういった方がむしろ、先生が学ばれた当時の精神医学界、先ほど、西丸先生、島崎先生、村上先生というお名前があがりましたけど、そこではあまり自然科学としての再現可能性というよりはむしろ、患者との独特の一人称的な接触の仕方みたいなものが重視されたということなのでしょうか。

木村　と、思うんですね。だから、学会発表はもう、毎回のように何かの発表をさせられましたけども、しかし、再現可能でほかの人にわかるように、ほかの人と共有できるような知識として学会発表する、なんてことは当時はあんまり考えたことはなかったですね。

野家　そうなると一種の普遍性というか、たとえば学会でほかの方の発表を聞いて、それが自分の治療経験に役に立つなんてことはあまりないわけですか。

木村　薬物療法、向精神薬といわれる薬が生まれた時期と、だいたい私が精神科医になったのとはほとんど同時なんですよ。その頃は、クロルプロマジンなんていう薬がね、当時フランスで、本当に偶然から合成されましてね。セレンディピティ serendipity とかいう言葉がありますでしょう?

野家　はい、あります。

木村　あれのいい例に使われるんですけど。偶然何かが大発見される。単に患者に眠気を与えて、麻酔なんかの補助剤として使おうということで開発された薬が、意外に統合失調症の症状そのものに——妄想とか、幻覚とかに——効果がある、ということがわかって。それが日本へも入って来た。それとほとんど同時なんです、私が精神科医になったのと。

ですから、学会発表なんかでもね、こういう薬を使ってこういう治療をすればどの程度効く、なんていう発表はその頃まだなかったですね。

野家　あまり定量的ではなく、もっぱら定性的な。

木村　そうそう、定性的な。

野家　それは日本だけじゃなくて、ドイツの学会なんかでも同じなのでしょうか。

木村　はい。そうだと思います。電気ショック療法なんていうのは当時からあったか。それより前にインシュリンショック療法と言いましてね——インシュリンというのは血糖を下げますでしょう——それを患者さんに注射して、ストーンと血糖を下げる。そうすると患者さんは当然、一種の昏睡状態に陥る。そこへもってきて、今度はブドウ糖の静脈注射をして、また元へ戻してやる。インシュリンで血糖を上げたり下げたり。非常にショッキングなやり方なんですが、それはその当時ありましたね。もちろん薬物療法が始まってからはなくなっちゃいましたけど。患者さんはいったん非常に低血糖の状態になるから、迅速に静脈注射ができないと危ないんですよね。でも私、わりあい注射上手だったんです（笑）。静脈注射が。

野家　今日はめずらしく医者としての木村先生のお話を聞かせていただいて。

木村　本当に若い時の話です。

野家　さきほどの先生が哲学の勉強を始められた頃に戻りますが、ビンスヴァンガーの『精神分裂病』を翻訳されて、それにハイデガーが出てきたので辻村先生に"Sein und Zeit"の講読をお願いしたというあたりが出発点ということでしょうか。

木村　はい。

野家　それと、ビンスヴァンガーの『現象学的人間学』でしたか、みすず書房から出されますね。

木村　かなり後ですね。あれは。

野家　後ですか、あれは。このあいだぼく、本棚を整理していたら学生時代に読んだものが出てきたんですけれども、荻野恒一さんとか宮本忠雄さんとかと先生がいっしょに訳されたものがあって。あれなんか、目次を見ただけでも、「現象学について」や「夢と実存」みたいな論文が収録されている、非常に哲学的な内容の本ですよね。久しぶりに頁を繰ってびっくりしたのですけれど。

木村　そうそう、非常に哲学的。あれはビンスヴァンガーの『講演・論文集』の上巻で、下巻も当然訳すべきだったんですけど、訳が揃わなくって出てないんです。私の分担分は訳してあるんですけどね。その中にビンスヴァンガーの非常に重要な論文、私がしょっちゅう引用する「直観診断」の論文も入っているんですけど、何かうまくいきませんでしたね。

野家　下巻は出てない。

木村　出てないんです。

野家　それは残念です。いまからでも出していただきたいぐらいです。

木村　あれも下巻に入ってたんじゃないかな、innere Lebensgeschichte。（後から調べたらこれは私の勘違いで、上巻の『現象学的人間学』に入っていました。)

野家　先生が、よく使われる概念ですね。

木村　ええ。「内的生活史」ですね。あれは特に野家さんにとっては問題になる概念だろうと思うんですね。

野家　そうですね。Lebensgeschichteという概念は、ぼく自身も「物語り論」の観点から興味をそそられます。

木村　Lebensgeschichte。だから、ビンスヴァンガーのその、inner、内的生活史と外的生活史の違いみたいなものが書いてあるんですけど。

野家　あの頃ずっと、精神医学関係の翻訳書とか異常心理学講座という……

木村　はいはい、みすず(書房)のね。

野家　あれ、全部みすず書房で出されていますが、そのへんは何か、みすずの方にそういう専門の方がいらっしゃったのでしょうか。

木村　あの頃はまだ若い時で、村上先生のミンコフスキーの翻訳がだいたいみすず書房で出されていましたからね、そんな関係かな。すべて村上先生の言うままに、みすずとお付き合いしてましたね。ビンスヴァンガーの『精神分裂病』を出す前に、ピアニストのエトヴィン・フィッシャーが書いた『ベートーヴェンのピアノソナタ』の訳もみすずで出しましたし、同じ頃、フランクルの『識られざる神』もみすずでしたね。

野家　そうするとそれが最近の『関係としての自己』まで続いているということですね。

木村　ええ、最近もヴァイツゼカーの『パトゾフィー』というかなり大きな翻訳も、みすずで出してもらいましたしね。

「一人称」へのこだわり

野家　先ほどの、患者と医者との関係から、一人称ということが昨年のシンポジウムでも話題になりました。ぼくの記憶では榊原(哲也)さんが、人称のことを言い出されたんだと思いますが、ぼくは昔先生の著作集の解説で、「二人称の現象学」という言葉を使ったことがあって、それに対して確か先生は、精神医学というのはやっぱり一人称であらざるを得ないので、「二人称の現象学」というのはあり得ない、というお答えをされて。

木村　そうですか、そんな言い方してましたか。

野家　それに対してもう少しその、つまり、二人称といっても、一人称といっても、われわれは単数でしか考えない。私という単数でしか考えない。しかし、一人称には複数があるわけですね。

木村　「われわれ」というかね。

野家　「われわれ」という一人称複数形。しかもその、「われわれ」という場合、対面している「われわれ」と、同じ方向を向いている「われわれ」という、二種類があって、看護という作業、つまり看護師さんたちが患者に向かうという時は同じ方向を向いて患者さんに対するという意味での「われわれ」が成り立っているのではないか、と。榊原さんがたしかそういう話をされていまして、ぼくにはそのときの彼の話が大変興味深かったわけですけれども。先生が一人称にこだわられるという時、医者の一人称と患者の一人称というのが、そう簡単には交わったりいっしょになったりはできないというか、そういうことが根本にあると考えていいのですか。

木村　いえ。そうではなくってね。そうではなくって、医者が完全に一人称としての私とか自己とかいうものを、実現するというのか、自覚できた時には、患者の側も同じことが、一人称の自覚がやっぱり患者の方にも起きてるんじゃないか。これ、三人称はまあ、わりあいわかりやすい。彼、彼女の問題として。一人称と二人称というのは、何をもって一人称といい、何をもって二人称というのか。人称の問題っていうのは難しいんですね。

野家　そうですね。

木村　「私と汝」という、あの有名な西田の論文もあれば、それからブーバーの"Ich und Du"もあるんだけれども、ある二人の、――「ある二人の」っていうといけないか、自分と誰かが、二人称の関係にある、ということが言えたら、つまり、三人称の混じらない、本当の意味で二人称の関係にあるんだということが言えたら、それはひょっとすると、全体がもう一人称になってるんじゃないか、ということです。うまく言えませんが。

野家　それは自分の分身というか、そういうことですか。

木村　うーん、いいえ、分身ということじゃないでしょうね。

野家　分身でもない。一人称複数のわれわれとも違うわけですよね、それは。

木村　その根底にはやっぱり、一人称複数があるんでしょうけどね。これは特に、私が日本人であって、自分のことをいろいろな、ぼくとか私とか自分とかおれとか、いろんな言い方で言いますでしょ。その時に、相手もそれに対応して、変わるんですよね、呼び方が。

野家　はい。そうですね。

木村　おれ、と言った時に、相手は、おれに対する……

野家　おれに対する、お前ぐらいでしょうか。

木村　お前でしょうか。あるいはしかし、それはその、むしろ場の構造、雰囲気にもよるので、年長者と年少者との関係だけとも違いますし。ですけれども、いずれにしても、やっぱり、一人称の代名詞と二人称の代名詞っていうのは、日本語の場合は……

野家　対になっている。

木村　対になってますでしょ。それ一つとってみても、三人称とは扱いが違ってしかるべきだと思うんですよね。

野家　ただふつう日本語の場合、ある程度親しくなると、主語はもう完全に省きますよね。

木村　そうです。そうなんです。日本語では、一人称と二人称の代名詞はずいぶん沢山あるのに、大体は対になっていて、二人の関係から自ずと、自然に選ばれますよね。関係が代名詞を決めている。だから、どんな二人称代名詞を使っても、この関係自体は、それが私の私性、自己の自己性を決定しているという意味で、やはり一人称なんじゃないか。このいわば潜勢的な一人称に乗っかって、その場所で、さまざまな一人称二人称の代名詞が使い分けられたり、多くの場合には省略されたりする、という構造になっているんじゃないでしょうか。

これね、ぼくどっかで、われわれのやっているこの論集のシリーズのどっかに書いたんですけれども、日本語では一人称二人称の代名詞を多くの場合に省略して言わない。言わないにもかかわらず、「私」とか「あなた」とかの用法はちゃんと知っている。もし外国で、英語なりドイツ語、フランス語、そういう外国語でしゃべらなきゃいけないときには、Iとかmeとかいう言葉は、別に何ていうことなしに自然に出てくるのですね。だから相手がIとかmeとかいう言葉を言って、あるいはyouという言葉を言っても、別に困りはしない。「用意」がちゃんとできてるから。その「用意」のことが後で問題にするヴァーチュアリティということになるのですね。

野家 先生はさっき「場」と言われたけれども、日本語の場合は省略しても敬語がありますね。「何を食べる?」って聞くのと、「何をお召し上がりになりますか?」というのでも、その場の構造が違ってきますね。『源氏物語』などでも、主語が明示されていなくとも敬語の使い方一つで、誰が誰にむかって話しているのかがわかるような仕組みになっている。

木村 そうですねえ。

野家 フランス文学者の蓮實重彦さんが何かのエッセイで書いていたのですが、彼は奥様がフランス人で。

木村 ああそうなんですか。

野家 ですから、うちではフランス語でしゃべっているらしいんですけども、ある時、奥様が出かけられている時に、息子さんが蓮實さんに向かって、「あなたは夕飯何を食べますか?」って聞いたらしいです。「あなたは」という二人称は日本人どうしの会話では必ず省略されますね。

木村　日本人の親子の場合には「あなた」はまず言わないですからね。ぼくの患者さんで、ぼくの前で親に向かって「あなた」といった人がいました。親と完全に断絶していた人だったですけど。

野家　それでその蓮實さんが、ショックを受けたということをどっかで書いておられました。そういう時、ふつう二人称は日本語ではあまりexplicitには出さないですね。面と向かってしゃべっている状況の時には。

木村　ぼくはずっと以前、NHKのテレビに引っ張り出されたことがありまして、「あなた使うべからず」という番組だったのですが(笑)。

野家　話を戻しますと、一人称というのが、ふつうならば話し手、二人称はまあ、聞き手を指すことになりますね。

木村　聞き手ということになりますね。

野家　でしょうけれども、どうもそれだけには収まらないようなところがあって、一人称と二人称というのは対になって切り離せないような面があります。もう、さっきの言葉だと場をかたちづくっていて、その場からはずれるものが三人称になる、みたいな構造を持っているのかな、とちょっと思いました。つまり、一人称と二人称は場面に応じて役割を入れ替えることが可能ですが、三人称との間にはそれが成り立たない。

木村　私は時々、公共性、それからそれに対して私秘性という言葉を使います。

野家　プライバシー。

木村　プライバシー。いまの一人称も二人称も、これやっぱり精神科の臨床がバックにあるわけだけども、一応、私とあなたの二人称ではあるんですけど。これは診察室では完全にプライバシーの関係であって、公共的な関係ではないわけですね。

ところが、学会での報告だとか、あるいはカルテというものがそもそもそうなんだけど、人にわからないカルテを書くわけにはいかない。自分も転勤してその病院を離れるという可能性はいくらでもあるわけでしょ。ぼく自身も留学なんかして、何回か離れているわけです。だからほかの人がカルテを見て、まったくわからない、では困るわけで。ですからカルテに書いていることっていうのはやはり、パブリックなことなんでしょうね。

野家　そうですね、それは。だから患者さんと対面される時は、いわばプライベートな関係になるわけですね。

木村　プライベートです。

野家　ですので、先生はどこかで、学生に教育する時には学生を臨床に立ち会わせなければならないので、診察のときに非常に困る、ということを書いておられましたね。診察のときの患者さんとのあいだの私秘性が成り立たなくなって。

木村　そうなんです。本当に困るんです。見学者があると、プライベートな関係にパブリックなものが入ってくることになって。しかし、大学の医学部の教授だとか何だとかいう立場にあると、それを拒否するわけにはいかないものですからね。

野家　もちろんやらざるを得ないわけですね。ただカルテに記載するとか、学会で論文を発表する時は、それは、みなさんにわかるようにパブリックにまったく三人称で書かなきゃいけないことになるわけですね。

木村　そうなんです。少なくとも三人称の記述部分っていうのがかなり必要なんですね。

野家　ただ、治療そのもの、患者さんと診察室で対話をする時には、プライベートな完全な一人称、Ichとduじゃないけど、そういう緊密な関係に立っておられるということになるんでしょうか。

木村　そうねえ。二人称という言葉で呼ぶことすら、その場合そこに隙間が入る、というようなね。

野家　ああ、なるほど。

木村　やっぱり、一人称複数ですよね。この、自分と患者さんっていうのは。

野家　ただ、ふつうの意味での「われわれ」ともまた違う。

木村　ちょっと違うんですね。

野家　お互いに対話している時には、一人称と二人称というのは、ぼくが「私」と言えば、先生も「私」という言葉を使える。バンヴェニストはshifterといいましたかね。転換子というふうに。つまり、常に語る主体が人称代名詞によって転換しますね。だからある意味でその、一人称と二人称のあいだには、相互性や双務性というのがそこで成り立つような場というものが出来あがっていると思います。ただ、いま先生が言われた、「われわれ」という次元と、そのシフターでお互いに人称が転換しながら対話が進んでいくというその場面と、ちょっとぼくが連想したのは、先生はこれまで個別的主体性と集団的主体性という、両者の差異ということを強調されてきたと思うのですが。

木村　集団的主体性をつくっちゃうんですねえ、患者さんとの。そして「主体性」というのは原理的に一人称でしょう。

野家　ただ、この場合の集団的主体性というのは、「われわれ」でもないのですね。一人称複数でも、複数といっても単なる個体の集団ではなく主体として機能する――というのは、ぼくの印象ですと、個別的主体性と集団的主体性というのと、ビオスとゾーエーというあの生命論的差異性がここでちょっと交差しているような印象を受けます。

木村　ええ。どんなビオスでももちろんゾーエーに根っこを持ってると思いますけどね。

ヴァーチュアリティの構造

野家　それでその話と絡むのですが、いまの一人称、つまり患者さんと対面する診察の場面では一人称が二人いるという話。ここにはいわば、西田の「絶対の他」が介入してきているというふうに考えていいのでしょうか。

木村　「絶対の他」、そう。そう言えると思います。

野家　ふつうは、私というのは、周囲の環境の中に埋め込まれていて、とりあえずそれだけでは意識されないわけですね。他者が出てきた時に初めて自己が意識されるわけですから。西田に即して言えば、「自己が自己のなかに絶対の他を認めることによって……、絶対の他の中に私を見、他が他自身を限定することが私が私自身を限定することである」ということになります。通常ですと、対面している他者を二人称で呼ぶわけなのですけれど、先生の場合にはそれは本来的には一人称だと言われる。つまり、対面する他者が出てきた時になおかつそのどちらもが、同時に一人称でも二人称でもあるような関係ですね。

木村　患者さんを二人称というと、もうその場面に隙間が入ってしまうんですね。

野家　そうすると、さっきのビオスとゾーエーの差異ではないですけど、私の底とあなたの底が通底している、だから表層では自己と他者の対立関係があるわけですけど、深層ではお互いの底が通底し合っているところにすでに立ち至っている。これによって、先生と患者さんは、本来なら二人称の他者としてしか見えない相手と、互いに一人称として向き合うことができる。こういうふうに考えていいのでしょうか。先生が、自分の自己が出てきた時、相手の方でも自己がはっきり出てくるとおっしゃるのも、そういうことではないかなと思うのですが。

木村　そうだと思います。まさに西田の「絶対の他」がそこで働いているということですね。

野家　やっぱり、西田の「絶対の他」というのが基底にあり、それが一人称同士として向かい合っている時に、「私は私の底を通じて汝へ、汝は汝の底を通じて私に結合するのである」ということになる。

木村　そうなんですよ。だからあの「絶対の他」というときの、「絶対」というのは、本当に相対を絶してしまうような、そういう絶対なのであって、ふつうに言われているような、絶対的なということではないんですね。

野家　相対と対になって語られるような絶対ではない。

木村　いまの話、これ、実はね、私、一応こう第三者から見れば、一人称である私と第三者から見れば二人称であるあなたが、臨床の場面で向かい合って交わっている、と言ったらいいのか、その場合にね、いったいアクチュアリティはどこに成立するのか、という問題なんですよね。それでひょっとすると――ヴァーチュアリティというふうにぼくが考えているものは、実は、そこでのアクチュアリティ、これはもちろんリアリティではないんですね。リアリティっていうのは一応三人称ですね。アクチュアリティ、誰かと二人で向かい合って関係をもっているというのは、少なくともそれは完全にぼく自身にとってはアクチュアルなことなんだけれども、ひょっとするとそれは、ある意味、同じ関係がですよ、見方によってはヴァーチュアルな関係でもあり得るんじゃないか。

そこをうまく書けないもんだから、ヴァーチュアリティというのは、アクチュアリティが下半身をヴァーチュアリティにひたしている、などという書き方をしているんです。

野家　そういう表現がありましたね。

木村　それ、変な言い方なんだけど、同じことが、見方によってはアクチュアルに見えるし、見方によってはヴァーチュアルに見える関係ということを、ぼくは言いたかったんじゃないかと思うんですね。

野家　先生がヴァーチュアリティという言葉をお使いになるきっかけになったのは確か、ドゥルーズの表現の中に手がかりがあり、ドゥルーズ自身はベルグソンに遡ってそれを使っているというふうなことだったかと思うのですけれども。

木村　ドゥルーズは、ヴァーチュアリティっていうのは、ある意味、リアルなものだというような言い方もしてたように思うんですけどね。

野家　先生の場合には、ヴァーチュアリティというのはあくまで潜在的なもので表立ってリアリティとしては現れない。ただ、アクチュアリティを支えている土台というか、そういう意味でお使いになっているという気がします。

木村　どういうように言えばいいのかしら。野家さんはヴァーチュアリティっていうのをどんなふうにとらえてらっしゃいます？

野家　うーん、そうですね、ぼくは先生のリアリティとアクチュアリティとの対比は非常によくわかる、というか大きな影響を受けましたし、鮮烈な印象が残っているんですが、ヴァーチュアリティをどこに位置づけたらいいのか、ぼくもいまひとつよくわからないので、仮に潜在性とか、あるいは潜在性の元になっているある力とか、そういうイメージでしかとらえられていません。アクチュアリティというのは、下半身をヴァーチュアリティにひたしている、という場合、その氷山の一角みたいなイメージで、表にあらわれてくるのはアクチュアリティなんだけれども、それを支えている水面下のヴァーチュアリティがないとアクチュアリティも、アクチュアリティとして立ち現れてくることはない——というようなイメージでとらえていたので、ぼくもそれを明確に言語化することを考えてこなかったものですから。

木村　本当に言語化が難しいものですからね。確かあれは、野家さんが『講座　生命』の最初、一巻（哲学書房）かどっかにヴァーチュアリティのことを書かれていましたね。

野家　それよりもう少し後で、確か、中村先生の制度論と木村先生のヴァーチュアリティ論を手がかりに、それをウィトゲンシュタインの行為論と結びつけた、その時だったかと思うのですが。第一巻の時は西田幾多郎の生命論みたいなことを書かせていただきましたが、あれもぼくにとっては非常に大きなきっかけになる論文でした。

木村　ああそうか、ヴァーチュアリティのことを書かれたのはもうちょっと後ですか。

野家　ええ、『講座　生命』第六巻（河合文化教育研究所）の「生命・行為・制度」という論文だったと思います。先生もリアリティとアクチュアリティというその、二分法から、ヴァーチュアリティという、三角形をつくられたので、ああなるほどと思った記憶があります。ヴァーチャルとはもともとvirtueつまり「力」や「効力」に由来していますので、潜在力はもっているけれどもまだ現実化されていない状態を表します。それを行為の成立を可能ならしめている拘束条件、つまり制度と読み換えることによって、木村先生のヴァーチュアリティの定義を援用しつつ「行為がアクチュアルでありうるためには、それは下半身を制度に浸していなければならない」と敷衍したわけです。その背景には、三木清が『構想力の論理』の中で、ヴァレリーに依拠しながら制度の「擬制的性質」に言及していたことがありました。ただ、制度は「擬制（フィクション）」というよりは、むしろヴァーチャルないしはポテンシャルというべきものではないか、と木村先生の議論から示唆を得たわけです。

木村　ええ、やっぱり当然、ヴァーチュアリティは、あるいはポテンシャリティでもいいし、まあ、ぼくらはディナミックDynamikという言葉を精神分析の方でよく使うんですね。力動性。これも関係があると思うんですけどね。

野家　もともとdynamicという言葉はデュナミスdynamisですよね、ギリシア語の。

木村　dynamisですよね。

野家　それで、アリストテレスの構図だとdynamisとエネルゲイアenergeiaという二項関係になっていて。だから、dynamisはあくまでも表には出ないけれども、可能性として萌芽状態にある。

木村　力なんですよね。

野家　ええ、energeiaを支えている力というか、潜在性というか、そういう関係性なんですね。それが現実化された状態であるenergeiaというのは、先生の言葉ですと、そこがまたアクチュアリティとリアリティにわかれることになりますかね？

木村　energeia っていうのはなんとなくアクチュアリティとしてとらえたいんだけど。

野家　dynamis から energeia に行く過程、プロセスの中に多分アクチュアリティという次元があって、それが完全にもう、完成して、静止してしまうとリアリティになる、というふうなイメージでぼくはとらえていたのですが。

木村　なるほど、ああ、そうですか。

野家　常に dynamis というのは可能性として運動していて、それが何かのきっかけで energeia に向かって運動を始めるわけですが、その運動そのもののプロセスがアクチュアリティで、それが完全に完成してしまう、完成体になると……

木村　はいはい、エンテレケイア entelekheia になるわけですか。

野家　完全現実態 entelekheia ですね。entelekheia になるともう、リアリティになってしまうのかな、と考えていました。アリストテレスは dynamis から energeia、まあ、entelekheia という概念もありますけれど、それらの関係はちょっとおいておきます。それに対して、先生のリアリティとアクチュアリティの区別は非常によく、ぼくなんかにはわかるというか……。リアリティは、科学的なまなざしのもとでとらえられた三人称の世界像だ、という特徴づけは非常によくわかります。それ以前の、それこそ生命の力動的な遂行状態のあり方がアクチュアリティだという点も理解できます。

そのことからすると、ヴァーチュアリティの位置づけ方というのはぼくにとってはいまひとつ、うまく整理ができない。リアリティがレス res、ものに語源をもっているのに対して、アクチュアリティの語源はラテン語のアクティオ actio、行為なので、ものと行為の対比というのがリアリティとアクチュアリティのそもそもの対立点だ、という先生の説明は非常によくわかって、ぼくも何ヶ所かで引用させていただきました。それに対して、virtue 力を語源とするヴァーチュアリティについては、「もの」と「行為」と「力」の三項関係がどうなっているのか、その構造がわかりにくい。それで先ほど言いましたように、「制度」という補助線を引いて、何とかその三項関係をはっきりさせようとしたわけです。

Person を支える Metakoinon

木村　ビンスヴァンガーとほぼ同時代のドイツに、アルトゥール・クローンフェルト Arthur Kronfeld という精神病理学者がいたのです。一九三〇年に『精神医学の諸観点』とでもいうのか、“Perspektiven der Seelenheilkunde” という大きな本を書いて教授資格を取ったのですが、ユダヤ人だったのですね。ナチスの時代に入ってソ連へ亡命し、モスクワで教授職に就いたんですが、一九四一年にナチスドイツがモスクワへ進攻するという報道を聞いて、奥さんと一緒に自殺してしまったらしいんです。しかし今でもロシアには当時の彼の教えを受けて、非常に高く評価している人たちがいるようなのです。

このクローンフェルトが、統合失調症の基礎障碍として、「Person の喪失」ということを考えているんです。彼のいう Person とは、生物学的な意味での「個体」Individuum に、「統一的能動性の原理」としての「自己」が働くことによって可能になる人間特有のものだというのですが、例えば、「個体が自己を確保すると Person になる。そこで行為 Handlung が成立する」とか、「Person とは自己自身を内的に所有している個体性で、自らの体験と行為に際して、それと同時に自らの自己を体験し行為する」とか言っています。

Person であるためには個体が「自己」を獲得しなければならないのですが、そのためには「汝」Du としての他者が現れて、そこに「われわれ」という共同体が可能になっていなければならない。自己存在の前提となるこの共同体、つまり自と他、我と汝の共通の基盤となっていて、それ自身は自他の区別を超越しているこの本質領域のことを、クローンフェルトは「メタコイノン」Metakoinon、つまり「メタ共同体」と呼ぶのです。自他の区別としての個別化は、このメタコイノンの現勢化 Aktualisierung と分化あるいは差別化 Differenzierung によってのみ可能となる、とクローンフェルトは考えています。

このクローンフェルトのことは、京大の精神科に入局したとき、統合失調症の自己の成立不全に興味があるのだと申しましたら、村上先生がこの本の存在を教えて下さったわけです。大変難しい本だし、その後は杳として消息を聞くことのなかった学者ですから、誰もきちんと読もうとしなかったし、京大以外の精神病理学界ではなおさらのことで、私自身もその後はずっとご無沙汰していました。しかし、「われわれ」共同体の基礎として考えられている超越論的な「メタ共同体」のことは、ずっと心に引っかかるものがあったのですね。今から考えると、やはり、私の底に汝があり汝の底に私があって、両者の根柢どうしの「通底」が「絶対の他」となって私を基礎づけるという、西田の自覚の考えと一脈通じるものをそこに読み取っていたからかもしれないと思っています。

それと、今日のお話との関連でいうと、メタコイノンの現勢化、アクチュアリゼーションによって二人称的な自他の区別が可能になる、というのは大切ですね。メタコイノンというのは、「二人一組の一人称」というか、アクチュアルな、行動を伴う二人称がそこから出現してくる根柢、ヴァーチュアリティとしての一人称のことでしょう。

野家　そうですか、クローンフェルトという名前はぼくもどこかで読んだか、聞いたかした覚えはあるんですけれども、詳しいことは知りません。

木村　でしょう。いや、ぼくも若い時にかなり一生懸命クローンフェルトを読んでいたものだから、断片的にはあちこちで触れていますし。

野家 その、ゲマインシャフト、コイノンというのは、いわば地縁とか血縁とか、そういったレベルの共同体に関わっているのでしょうか。

木村 いえ。

野家 そうとは限らない。

木村 ごく一般的な人間関係です。それと重ねてクローンフェルトはメタコイノンということを言うんですよ。このメタコイノンから「自己」が成立して、ペルゾーンが成立する。ペルゾーンっていうのは、実際、やっかいな言葉でしょ？　非常に。人称でもあるわけなんで。

野家 人称でも人格でもある。

木村 それから、位格というか、三位一体のね、そういう言葉でもあるわけなんで。

いずれにしてもこれは坂部（恵）さんからいろいろ教わったんだな。ペルソナのことですからね。

野家 ペルゾーン、ペルソナというものは、他人に対する、まあ「おもて」というのか仮面なんだと言われますね。それからすれば、人格（パーソン）というのはいわゆる共同体、ゲマインシャフトに参加している自分のあり方でしょう。

木村 クローンフェルトは、統合失調症の場合にはそのペルゾーンが成立しないから、その患者というか、その人はインディヴィディウム、個体に堕ちる、堕落する、という言い方をしています。

野家 すると、個人が個人として成立するためには、ペルソナをもたなくてはならない。そのペルソナというのは共同体、ゲマインシャフトに支えられていなくてはならない、というふうな議論の構造になるのでしょうか。

木村 そうなりますね。メタコイノンというのが「コイノン」つまり人格共同体の超越論的な基礎構造になっている。そのメタコイノンのことをクローンフェルトは wir というんですよ。das Wir、「われわれなるもの」とでもいうのかな。

野家 すると、それは単なる個人というか、一人称単数の集合ではなくて、独立の次元をもったwirだ、ということでしょうか。

木村　自己、自分を生物的個体からペルゾーンに高めるはたらきをもった、Duとの、汝との交わりですね。

野家　いずれにせよ、自己というのはそういう関係性の場の中から立ち上がるというふうな考えでしょうか。

木村　ええ。その時にね、クローンフェルトはこんなことを言う。そこではじめてHandlungが、行為が成立するんだ、と。というのは、西田的に言えば、行為的直観の行為が成立するというわけですよね。ということは、やっぱりそこで自己がアクチュアルになる、ということなんでしょうね。

野家　そうすると、自己のアクチュアリティを成立させるwirの次元であるとか、メタコイノンと呼ばれる背景的共同体が先生の言葉だとヴァーチュアリティにあたるということになりましょうか。

木村　なると思う。ぼくはそう思って読んでいたんですよね。

野家　なるほど。それだとなんとなくアクチュアリティとヴァーチュアリティの関係が、おぼろげながらはっきり浮かんできますね。

日本語の問題として、リアリティとアクチュアリティを区別する時、ぼくなんかはリアリティを実在性と訳し、アクチュアリティを現実性と訳しているのですが、どうも社会学の領域なんかではリアリティを現実性というふうに訳す習慣があるようです。

木村　そうなるでしょうね。

野家　ええ、そのように呼ぶようですね。そこのところで、いつも社会学の方と議論をしていてこんがらがってしまうのですけれども。

木村　あれは本当に、日本語にするとこんがらがるでしょ。ぼくはアクチュアリティ、リアリティをだいたいドイツ語で考えることが多いんだけれども、ドイツ語のアクチュアリティ、Wirklichkeit、あれには「現実性」以外にも、「本物性」と言ってはいけないのかな、「本当の」という意味がありますでしょ。その意味はアクチュアルには薄いし、それからアクチュアルにある時間的な意味、当今のとか現在のとかいう意味が wirklich にはないですからね。Realität の方は、英語とドイツ語でほぼ重なるのかな。Wirklichkeit というのは、ちょっと難物ですね。野家さんが前にお書き下さったハイゼンベルグの量子力学の話とも絡むわけだけど。

野家 よく、文学なんかの批評で、この小説にはリアリティが欠如しているとか。ああいう場合には「現実感」の方が適切かもしれません。あと、アルフレート・シュッツという現象学的社会学者がいますが、彼には「多元的現実」や「至高の現実」という概念があって、英語では前者は multiple realities 後者は paramount reality、とどちらもリアリティを使っていますが、これは「現実」と訳されています。そのへんリアリティをめぐって現実性と実在性の区別が一定していなくて、よくこんがらがってしまいます。

ぼくなんかはいちばん納得がいったのは先生が、res と actio の区別で、リアリティとアクチュアリティを分けられたことで、それからすると語源的には「実在性」と「現実性」の訳語が適切なような気がします。

木村 あれはまあ、説明としてはわかりやすいですもんねえ。

第四人称とは何か

野家 さきほどの人称の話なのですけれども、前にちょっと話したかもしれませんが、第四人称があるという話を、藤井貞和さんというアイヌ語に詳しい国文学者の方なのですが、語っておられます。どうもアイヌ語には第四人称というのがあるということです。それでちょっとだけその藤井さんが書かれたところを見てみたのですが、欧米言語の人称という概念と、アイヌ語での人称という考え方が必ずしも一致はしないということなんですね。

ちょっと藤井さんの文章を読んでみますと、「アイヌ語を見ると、そこに〝物語の人称〟というべき人称を見いだす」というふうな文脈で「方言によって、かならずしもそれがはっきりしない場合もあるが、たとえば引用文中の一人称は、一般の一人称とちがうかたちになる。それを四人称という言い方をする」ということで。「一、二、三人称からなる欧米言語学によると、作者は一人称、語り手も一人称、登場人物も一人称ということになって、登場人物たちの声が作者の声にかさなるなどと論じられる」と続けておられます。

木村　ちょっと待って下さい。引用文の中の一人称が四人称ですか？

野家　ええ、どうもアイヌのユーカラとか、ああいう文学の中ではそのようです。

ですから、日本語でも欧米語でも、作者も語り手も、その中で引用される会話も、ぜんぶ「私」とか「I」という同じ一人称を使うわけですが、どうもアイヌ語では引用される一人称は別の言葉を使うらしいんです。

木村　ほお、そうですか。

野家　そうすると、「四人称を応用するなら、たとえば『源氏物語』で、光源氏について語る場面は、無論、三人称だが、その光源氏の視線を通しての描写や心のなかの思いは、登場人物の一人称でなく、四人称になる。」と藤井さんは語っています。（藤井貞和「アイヌ物語の躍動」『シリーズ物語り論1　他者との出会い』東京大学出版会）

木村　登場人物というのは光源氏ですか？

野家　ええ、そうですね。だから、その時の光源氏は「私」とはいわないで、たぶん別の主語を、その引用文の中では使う。

木村　代名詞が違うわけですね。

野家　違うみたいですね。だから、先ほど先生が診察室のプライベートな中での患者さんとの一対一のやりとりを三人称で書くって、言われましたね。カルテとか、報告とかの中では。

木村　ああそうか、その、対話はカルテの中では……

野家　書かないですか？

木村　書かないというか、もし書けば……

野家　「私」という一人称になりますか？

木村　……三人称では書かないですね。せいぜい、「自分は」とか、やはり或る種の一人称になる。

野家　だからその、もしアイヌ語で書くとなれば、カルテに書かれた対話の中の「私」は、たぶん一人称の「私」じゃなくて別の人称を使うことになる、ということではないかと思うんですが。ぼくはアイヌ語を知らないので正確には言えませんが。

木村　なるほどね。

野家　そういったことを藤井さんの論文で読んだんですけど。そうなると、たとえば小説の中で一人称はふつうに使われますよね。それを読者が読んで、報告をする、小説の内容について報告するような時はたぶん、アイヌ語だと、小説の引用だから「私」という主語ではない。そうすると、一人称と「自己」との関わりもまた別の角度から見えてくるのではないかと思われて興味をそそられたわけです。

木村　代名詞が別なんですね。

野家　ええ、また別の人称を使うというような。

木村　たとえばね、ぼくは最近ある論文で漱石の小説を使ったことがあるんです。一応、あれは私小説というか、主人公が一人称で語っているという形になっているんですけれども。『行人』という小説です。

野家　長い小説ですね。

木村　わりあい長いし、複雑に入り組んでいます。あの中にちょっと気になる部分があったので論文に使ったのですが、今日の話題とはぜんぜん別のことです。

漱石はこの小説で、作者であり主人公でもある「二郎」のことを書くときの一人称代名詞として「自分」というのを使っている。ところが、登場人物の台詞や手紙がたくさんありましてね、その中には一人称代名詞としての「自分」は出てこないんです。

野家　それと似ているかもしれませんね。
木村　かもしれませんね。
野家　『行人』の中では語り手が「自分は」という一人称を使って登場するわけですね。
木村　そうそう。
野家　ふつうの小説の場合だと、ドストエフスキーにしても何にしても、語り手は私とか自分とかいわないで、ある意味で、神の視点から登場人物の心理をも含めて情景を描写しますよね。
木村　ああ、そうか。
野家　だから、「私」とか「自分」という一人称が出てくると、当然視点というか、ビューポイントとか、パースペクティブっていうのがある意味限定されることになりますね。それがまた小説では別の効果を発揮するわけですが。
木村　あれは一郎と二郎という兄弟のやりとりを、二郎が書いているという設定になってるわけですよね。で、二郎が自分のことを、「自分」という代名詞でもってずーっと書いてる。
野家　それで、一郎の発言は「私」とかが主語になるのでしょうか？
木村　何だったかなあ、と思って。
野家　「私」とか「おれ」とか。
木村　二郎に向かっては「己」（おれ）ですね。
野家　それはおもしろいですね。
木村　漱石は私小説を書くとき、自分のことをみんな「自分」って書くのかなと思ったらそうではないですね。ほかの小説はまた別で、別の代名詞で自分のことを書いているし。
野家　いわば日本の私小説は、それが一致してしまっているわけですよね、語り手の視点と主人公の視点というのが、「私」という一人称で重なっている。
木村　ええ。そうですねえ。
野家　小林秀雄は、それを、まだ日本の私小説というのは「社会化された〈私〉」にはなっていないというふうな批判を、「私小説論」か何かの中で、確か、ジャン＝ジャック・ルソーの告白録を引き合いに出してしていましたね。要するに、語り手と主人公が一致するという、そういう私小説の告白形式はルソーの告白録から始まるわけだけれども、それは最終的にはフローベールが「ボヴァリー夫人は私だ」と宣言するところまで行き着く。ボヴァリー夫人は私だ、という場合の「私」は十分に社会化された「私」なんだけれども、日本の私小説に登場してくる「私」というのは自意識の球体の中に未だ、プライバシーの中に閉じこもっていて、先ほどの話ですと、十分に公共性を担った「私」にはなっていない、というふうな、そんな主旨で書いていたと思います。

木村　おそらくそれはそうなんでしょうね。しかし、それは批判というか、だからいけないとは言えませんね。

野家　いけないとは言えないですよね。特に、日本の近代文学の私小説は、いわばガラパゴス的に独自の進化を遂げたジャンルなので。

木村　だから本当に。ぼくは、「自分が自分であるということ」なんていうのをわりあい最近に書きましたでしょ。確かこのシリーズの『自己と他者――臨床哲学の諸相』（河合文化教育研究所）の中に。やっぱり「自分である」っていうのは、その時には漱石の云々は引いてないけど、「自分である」という言い方は、これ、ほかの代名詞を使ってはちょっと言いにくいですね。

野家　そうですね。

木村　私であるとか、自己であるとか、いうような。己であるとはどういうことか、とはまあ言えるかもしれるかもしれませんけどね。

その時のシンポジウムには永井（均）さんがおられたんですね。彼が訳したコウモリの……

野家　ネーゲルの「コウモリであるとはどのようなことか」という論文ですね。

木村　それを引用してその話をした。あのネーゲルの文章はすごくおもしろいですけどね。それより、それに対するホフスタッターのコメントがもっと面白かったですね。

垂直のあいだと水平のあいだ

野家　自分とか、自己という場合に、先生はよく垂直のあいだと水平のあいだということを言われますね。

木村　はい。

野家　水平のあいだというのは自己と他者のあいだと考えれば、非常にわかりやすいと思うのです。それに対して、垂直のあいだというのは、ぼくはなんとなくわかったつもりになっていますけど、本当にわかったかというと何とも言えない。垂直のあいだとは、自己と自己のあいだということですが、先生の言葉を使うと、ノエシス的自己とノエマ的自己のあいだなのか……。

木村　いえ、いえ。

野家　そうではないんですか。

木村　そうではないつもりなんです。結局、さっきからの言い方をすると、ヴァーチュアルな自己とアクチュアルな自己とのあいだ、ということになるんでしょうか。「メタコイノン」における自己と「コイノン」における自己とのあいだ、「メタノエシス」と「ノエシス的自己」のあいだとでも言ったらいいのか。もちろんノエシス的な自己がノエシス的な自己になりきるためには、ノエマ的な自己をいったん経由しなきゃいけない。ノエシス的自己がノエマ的自己を生み出して、それによって自己触発を受けなきゃいけないんじゃないか、なんてことも考えているんですけどね。その自己触発も含めるということになると、やっぱりノエマ的自己も関係してくる。それがやっぱり垂直の関係でしょうね。

野家　たぶんその、垂直の関係というところがいわば、木村自己論のいちばんの核心になるところだと思うのですが。

木村　なんだけれども、言語化しにくいんですよ。

野家　だからわれわれも先生の論文を読んで、いまひとつ腑に落ちた感じにならないところがあって。

木村　何かうまく、誰か、言ってくれないかなあ。あの、キルケゴールの有名な言葉がありますでしょ。

野家　『死に至る病』の。自己とは何か。自己とは自己自身に関係するところの関係であるという。

木村　関係が関係それ自身に関係する、というのが自己だというわけでしょ。その関係が他者によって措定されたものである場合には、ということで、その他者というものが出てきて、キルケゴールの場合、どうも神ないしキリストみたいなものの素養がなきゃいけないですね。神とかキリストというようなものが入ってくると非常にやっかいなんですけど、自己とは、関係が関係それ自身に関係することだ、というのはよくわかるし。

野家　それが垂直のあいだのひとつの表現の仕方……

木村　だと思うんですね。

野家　先生がどこかで書かれていましたが、先生のご著書や論文が英語はもちろん、ドイツ語やフランス語に訳される時に、先生の「自己」という概念がどうしても「自我」の方に引きつけられて訳されてしまうという。

木村　どうもそうなんですね。『人と人との間』を訳してくれたエルマー・ヴァインマイア君という人がそうなんです。この人は大橋良介さんのところへ留学してきていた非常にすぐれたハイデガー学者でしてね、日本語も自由自在に使えるのです。この人が非常にはっきり、言葉に出してぼくにそういうことを言ってくれたんだけど、ぼくが「自己」って書いてるのを、ドイツ語ではイッヒ Ich、つまり「自我」としか訳せないというんですね。

こっちは「自我」という言葉が、これ、昔から嫌いなんですよ。精神分析なんかでも自我心理学をちょっといやがっている人が多いわけなんだけど、「自我」という言葉、ごくごく若い時には、たとえばぼくも離人症論のドイツ語でIchqualitätなんていう言葉で、ぼくもIchという言葉を使っていますけど。「自我」という日本語は非常に使いにくい。

だからついつい、「自己」と書く。ところがそれをドイツ人が読むと……

野家 Ichになる。

木村 Ichになる。

野家 先生自身の語感ではSelbstとか、そういう方が適切なのでしょうか。

木村 いや、そうでもないんですね、やっぱり。Selbstなり、フランス語のsoi、英語のselfはドイツ語のSelbstと一緒で、本質的には三人称でしょう？だから、そのSelbstという、あるいはsoiという言葉から、三人称性を消す、もちろん「自己」という言葉の三人称性を消すのも難しいといえば難しいんだけれども、「自我」よりはまだ「自己」の方がよい。

だからこの頃は、「みずから」とか「おのずから」とかいう大和言葉で書くのがいちばんいいかなと思うんだけど。

野家 やっぱり「おのずから」と「みずから」が区別されつつ一致しているというのは、日本人の自己の特有のあり方だ、ということになるのかもしれません。やっぱりそこには文化的な背景とか差異というものが、あるというふうに先生はお考えでしょうか？

木村 ブランケンブルクは、「みずから」selbstと「おのずから」von selbstは弁証法的な相補関係にあるんだ、というようなことを言うんです。あまりにも物事がvon selbst、おのずからにすすんでいると、selbstみずからの立つ余地がない。selbständigにならない、というようなね。

野家 その場合、selbstの方が「みずから」になるわけですね。

木村 「みずから」と「おのずから」――これはブランケンブルグが亡くなるまで、最後までぼくと意見がぴたっと合わなかったとこなんだけど、ぼくはこの二つはやっぱり等根源的としか言いようがないと思っているんですよね。決して弁証法的な、片方が立てば片方が立たない、というようなものではないんじゃないか、と思ってるんですけどね。

野家　ただ、語感からするとその、「おのずから」の方はどちらかというと中動相に近い語感を与えますね。

木村　そうですね、中動相に近いでしょうね、「おのずから」の方が。うん、「みずから」の方は身が、わが身が入ってくるから。

野家　やっぱり、「みずから」には能動態というか、そっちの方の契機が強くなってきますね。「なる」という中動相に近い動詞を組み合わせると、「おのずからなる」とは言えますが、「みずからなる」とは言えない。日本では物事を「決める」よりは、何となく「決まる」方が角が立たなくてよいとされる。そんなところから「みずから」と「おのずから」が対立の相よりは融和の相で捉えられるようになったのかもしれません。

あともうひとつ、今年（二〇一四年）の臨床哲学シンポジウムのテーマが、「生命」ということになりました。

木村　あれ、「生命」だけでよかったのに、「ビオスとゾーエー」なんていう言葉がくっついたもんだから、ややこしくならなければいいが、と思っています。

野家　臨床哲学シンポジウムとしては、先生のこれまでの議論を踏まえた上で「生命」を——生命一般というよりは、やはり臨床哲学の文脈で論じてきた事柄を——テーマにして、ということですので、副題がついたことでむしろ、論点がはっきりしたかなと思います。というのと、もう一つは「ビオスとゾーエー」という副題がつくと、先生の出番がなくてはすまなくなります。ですので、司会の特権を濫用して、先生にどこかでご登壇願おうと思っているわけですが。

木村　ああ、今度は野家さんが、単独司会だったですね。今度提題なさる、金森（修）さんともう一人、米本（昌平）さん。ぼくは存知上げないのですが。

野家　お二人とも先生の著作は読んでいらっしゃる

と思いますので。金森さんは、ビオスとゾーエーについて、ちょっと先生とは違いますが、アガンベンなんかを使って論じておられます。また彼はフーコーとかのビオポリティックにも詳しい。（編集部注・二〇一四年九月現在、金森修氏はこのシンポジウムをご病気のために欠席されることになりました。）他方の米本さんもフーコーのそれをもう少し広い観点から展開して、中公新書で『バイオポリティクス』という本を書いています。彼はもともと生物学を専攻した科学史の専門家で、ハンス・ドリーシュの研究者なんです。ヴァイタリズム、生気論者として有名な。

木村　ドリーシュね。そうですね、ヴァイタリズムということで言われますね。

野家　ドリーシュが生命の根源にあるものをエンテレヒー Entelechie と、アリストテレスの言葉を使って呼んだわけですけども、そのへんの論点ともたぶんビオスとゾーエーの問題というのが絡まってくるのかなとぼくはちょっと期待しているわけです。でも、先生のビオスとゾーエーはこれまでの対談の中でも出てきたように、ケレーニイのギリシア神話論に由来するもので、ディオニュソス的なものと関わっていますね。

木村　私の方はものすごく単純なんです。非常に単純なんですけど。

野家　それは先ほどから出てきている、個別的主体性と集団的主体性の問題とも、先生の中ではどっかでこう、交叉している。

木村　はい。もちろん、そうです。

野家　ただ、イコールではないわけですね、先ほどちょっと確認させていただきましたが。集団的主体性＝ゾーエーではなくて、集団的主体性も個別的主体性も両方の底にゾーエーが流れているという構図になる。

木村　と思うんですけどね。

野家　ゾーエーは生の根源であると同時に、死の根源だと、先生はおっしゃってますが。

木村　ゾーエーから生まれてゾーエーへ向かって死んでいく、というような感じをもっているんですけど。

野家　するとその、ゾーエーそのものは永久不滅というか、消滅せずに存続し続ける。

木村　まあ、ヴァイツゼカーは一応、そう言いますよね。ゾーエーなんて言葉は使わないけども、生命それ自身は死なない、と。まあ、その言い方は難しいけど。

野家　それは、歴史的な地球上の生命の誕生とかそういうこととは関係なく言えることだ、とヴァイツゼカーは考えているんでしょうか。

木村　どうもそうだと思うんですね。それは地球というものがどっかで生まれてきてどっかで滅びるんだろうから、生命それ自身なんてことを言ったって、死なないなんてことは言えないはずなんで。

野家　ただ、一説には地球上の生命もどこか、エクストラ・テレストリアル（地球外生命体）から飛来したものだという考え方がありますしね。かなり有力な説のようですので、それを使えば、永久不滅という言葉もそれほど、荒唐無稽ではないかもしれませんが。シンポジウムでもそのへんまで話が発展すると面白くなるかな、とは思います。

木村　ただ、アガンベンの言っている、というか、アガンベンじゃないんでしょうが、もとはベンヤミンか。あのゾーエーは、あれはちょっとあまりにも狭すぎるから。

野家　そうですね、「剥き出しの生」というふうな意味でゾーエーを使っていますね。

木村　ええ、「剥き出しの生」。ちょっとそれはぼくらの文脈では使えない概念ですよね。それはビオポリティックスとか、ああいう文脈に持って行けばいいんでしょうが。

野家　ですから特に、ナチスの強制収容所なんかの極限状態において、「ムスリム」とか「回教徒」と呼ばれていましたっけ。生きながら死んでいるような、そういう人たちのあり方をまあ、ゾーエー、剥き出しの生という言葉で表現する。

木村　もちろんゾーエーではあるわけですけどね。

物語りと現象学的社会学

野家　前に先生が言われたように、精神医学と物語という概念は近すぎてちょっと、表だって問題にしにくいということをおっしゃっていましたよね。

木村　そんなことを言いましたか。

野家　ええ、患者さんが語る物語というと、これはもう精神医学にとっては出発点みたいなものなので、ことさらその物語をとりあげて論ずるということがなかなか精神医学の方ではしにくい、というようなことをどこかで述べておられたと思うのですが。もともと患者さんの語りを聞くというのが精神科医の役割なので。だから、日常的に患者さんの物語に自分たちは接しているので、それを表だってとりあげるというのはなかなかやりにくいんだ、というようなことを。確か、先生だけでなく内海（健）さんだったかどなたかもそうおっしゃっていて、ああ、そういうものなのかな、とぼくは思ったわけですけど。

逆に、社会学の方では、ライフヒストリーというようなジャンルが確立しているようです。「生活史」と訳されているようですが。

木村　ああ、そうですか。

野家　ええ。インタビューのしかたなんかも、ある定型があるらしくって、一種の方法論もできあがっているようです。

木村　ほう。ライフヒストリーね。Lebensgeschichteっていうのは、精神医学用語としてあるわけなんだけど。

野家　ええ、ライフストーリーとも言うようですが。ライフヒストリーとも、ライフストーリーとも呼ばれるようですが、そういうジャンルがあるそうです。日本では社会学者の桜井厚さんが『ライフストーリー論』（弘文堂）という本を出しておられます。聞き書きをして、一種のオーラルヒストリーなんでしょうけど、その人の人生を物語のかたちで語ってもらって、その中からひとつの社会の時代相とか、個人の主観に映った現実を浮かび上がらせるような方法論です。民俗学者の宮本常一さんに『忘れられた日本人』(岩波文庫)という優れた本がありますが、これなどはそうした方向の草分けと言えるかもしれません。

木村　語ってもらうのは、べつに精神医学の患者さんではないわけですね。

野家　はい、たとえば満州から引き揚げてこられた方だとか、まあちょっと特異な体験をされている方が多いとは思いますが、ごく普通の方も対象になっています。そうした方々をインタビューして、その人のライフストーリーを再構成することを通じて、その中から時代や社会のある一面を浮き彫りにするという方法が、社会学の方ではいま盛んになっています。いわば統計調査を駆使した数量的・実証的方法に基づく主流の社会学に対して、個人の主観的現実という質的側面を重視した社会学と言えるかもしれません。そうした方向転換に際して、社会学の方に現象学が影響を与えたと聞いたことがあります。たとえばシンボリック・インタラクショニズムとか現象学的社会学、そのへんの潮流と関係があるということなのですが、詳しい事情は知りません。

木村　シンボリック・インタラクショニズムってのは何なんですか。

野家　これはもともと、社会心理学者のG・H・ミードの考えを発展させたものですが、言葉を中心とするシンボルを用いた人間の相互作用に注目し、人間の行為を意味と解釈という視点から解明することによって人間社会のダイナミズムを明らかにしようという立場のことです。「意味理解」を基盤とする質的分析の重視という点で、それと密接な関わりのあるのが現象学的社会学ということになります。さっき出てきたアルフレート・シュッツの日常的な生活世界の分析みたいなものですね。シュッツはウィーンで生まれ、アメリカに亡命してそこで銀行員だった方でして。

木村　ええ、そうらしいですね。

野家　確かフッサールは彼のことを「昼の銀行家、夜の現象学者」というふうな言い方をしていたと思いますが、つまり日常生活のいろんな細々とした事象を、「よそ者」や「帰郷者」などシンボルになるようなキーワードを使って再構成していく、というふうなやり方です。それによると、社会的世界の構成には、間主観性、相互主観性の次元が深く関わっているが、そのあり方を日常生活の中から浮かび上がらせようとすれば、むしろ自然的態度を肯定的にとらえ直さなければならない。ぼくもあまり詳しいことは知らないのですが、現象学的社会学というジャンルは社会学の中で確立していて、現象学社会科学会という学会もあるくらいです。ぼくも一応幽霊会員ではあるのですが、村田純一さんとか丸山徳次さん、そういう方がわりと熱心に関わっておられます。そうした文脈の中でシュッツは、モーツァルトとかジャズとかかなり本格的な音楽の分析もやっているんですね。

木村　まあ、シュッツは音楽をやっていた人だから。精神病理学、われわれのジャンルにはあんまり入ってきてないんじゃないかな。ぼくが知らないだけかもしれないですが。

野家　社会学における量的分析派と質的分析派の対立になぞらえますと、先ほど話に出たEvidence-Based Medicineに対して、それに対抗するNarrative-Based Medicineっていう言い方がありますよね。

木村　あります、あります。

野家　あれは精神医学の方ではどのような評価がなされているのでしょうか。

木村　どうなんでしょうか。Evidence-Based Medicine嫌いの人には評価されているんだろうと思うんです。ぼくはそもそも、まったくあのEvidence-Based Medicineというのを認めないものだから。だから、Narrative-Basedしかない、と思っているもんですから。かえって逆に、当り前のことをわざわざ言わなくてもいいじゃないか、なんてね。

野家　なるほど。鷲田さんが臨床哲学という言葉を使われ始めた時に、彼がひとつのモデルにしたのは、河合隼雄さんの臨床心理学で、確か河合さんは臨床心理士という資格をつくられた。それにならって、鷲田さんはいちばん最初、臨床哲学の構想を話された時は臨床心理士にならって臨床哲学士という資格をつくって、いまいっぱいたまっているオーバードクターの大学院生の就職先を（笑）、つまり、各自治体に一人ずつ臨床哲学士をおいて、彼らを雇用してもらう、という。

木村　ああ、そうですか。鷲田さんが。

野家　ええ。まだ、いまみたいに彼が臨床哲学の講座を立ち上げる前ですけれども。ちょうどあの時は、ぼくは鷲田さんといっしょに民博（国立民族学博物館）の、当時は、「人類学の解釈学的転回」という共同研究プロジェクトがあって、それに二人とも加わっていたものですから。その折に確か、研究会が終わって皆で飲んだ帰り道に、自分は臨床哲学というものを考えているんだ、と言われて。その第一の理由が、いま沢山たまっているオーバードクターの就職をどうするかという、そういうある意味では世俗的理由から彼の臨床哲学というのが始まったわけです。

それで最初はぼくにも学会を立ち上げるから手伝ってくれと言われたんです、臨床哲学の。しかし途中から何か、どうも学会を立ち上げるのはまずいというか、臨床哲学がひとつのディシプリンになることは、臨床哲学のそもそもの理念からはずれるというようなことで沙汰やみになりましたが、今から考えると臨床哲学会は作らなくてよかったと思います。その後に彼は『「聴く」ことの力』という大変いい本を出しました。

木村　いい本ですよねえ。

野家　これまでの哲学というのはしゃべりすぎてきた。だから、むしろ人の話に耳を傾けることが大切だ、というわけです。たとえばドイツ語の Vernunft（理性）は、vernehmen（聞く）ですから、まあ、話を聞くことにつながる。フランス語もそうですが、entendement ですから聞くに関わりがある。

木村　ああ、そうか entendement、entendre、聞くこ

とですね。あれ。

野家　もともと理性というのは聞くことに主眼をおいた概念なのだから、もういっぺん原点に立ち戻っていろいろな課題を抱えた社会の現場に出かけていって、人の話を聞くことから始めようというのがまあ、彼の臨床哲学の出発点だったわけです。先生はもう、最初から患者さんの話を聞くことは当たり前のこととしておられる。

木村　聞くことは当たり前ですね。

野家　専門家でしょうから。ただ、そのときぼくが鷲田さんに言ったのは、やっぱり聞くだけでは哲学にはならない。聞いた上でそれを語りというかたちにしないと哲学にはならないんじゃないか、と。そんなふうに言った覚えがあるのですけれども。その点で、先生の言われる臨床哲学もやっぱり聞くことから始まって、何らかの理論化、あるいは体系化は必要だというふうにお考えなのでしょうか。それとも、そういうことは特に必要ではない、治療活動そのものが哲学的実践であると……

木村　聞くこと自身が治療の一環ですから。一生懸命聞くということで。結局、それしかないですね。もちろんそこから、こちらの臨床哲学的な議論が立ち上がるということはありますけど、これはこっちの勝手であって。

野家　副産物にすぎない。

木村　患者さんとは関係ないことだから。

野家　さきほどの現象学的社会学なのですけれど、そこから出てきた流れは「エスノメソドロジー」と呼ばれていました。

木村　ああ、エスノメソドロジーってありますね。

野家　それがシュッツあたりからの現象学的社会学の新たな流れで、それがやがて会話分析を基盤とするライフヒストリーの潮流と結びついていくようなのです。ぼくも詳しいことを知っているわけではないのですが。エスノグラフィーという、人類学などで「民族誌」という記録作業がありますね。聞き取り調査に基づく異文化記述みたいな。そこあたりから多分エスノメソドロジーという、そういうフィールドワークと会話分析を方法とした社会学の流れが出てきた。

木村　だけどその場合は聞くといっても臨床哲学というか、精神医学での聞き取りとはずいぶん違うでしょうね。

野家　たぶんそうだと思います。だから単なるエスノグラフィーじゃなくてメソドロジーというわけです。やっぱりこちらである程度の予断というか枠組みをもって医療、司法、教育などの現場に聞き取り調査に赴くのでしょうから。ただ興味深いのは、会話分析のツールとして、ウィトゲンシュタインの論理文法分析や語用論的考察が援用されていることです。

ところで、話は変わりますが、innere Lebensgeschichteという概念には大変興味がありますので、ビンスヴァンガーを読んでみたいと思います。それで、内的と外的の対比というのはどんなところにポイントがあるのでしょうか？

木村　やっぱり外的の方はね、いや、ぼくもいまぜんぜん思い出せないけど、出来事ですよね、いろんな。

野家　そうすると出来事の歴史記述みたいなものが外的と呼ばれる。

木村　だと思います。

野家　それに対して、innerというのは個人の内面というか。

木村　だと思います。ヴァイツゼカーにはビオグラフィック Biographik という概念があるんですよね、「生活史法」とぼくは訳してるんだけど。精神分析――ヴァイツゼカーもフロイトから非常に影響を受けたんだけど、フロイトふうの精神分析をやるとなると非常に、ある意味難しいというか、資格の問題もあるし、教育分析を誰に受けたか、なんていうこともあるし。だから、そんな複雑なことを言わないで、バイオグラフィ、ビオグラフィックでやっていこう、というのがヴァイツゼカーですよね。

野家　いま日本では精神分析というのはあまり、そういうアカデミックな方面では行なわれていないのでしょうか。

木村　「精神病理学会」というのがありまして、これが私の「本拠地」なんですが、この学会では精神分析が大きなテーマになることもあります。もちろん「精神分析学会」という専門化した学会もありますけれども、私はそれには出たことがありません。そういう精神医学関係の学会を全部統合した「精神神経学会」という非常に大きな、「親学会」みたいな学会があって。そこでは精神分析はあまり全体的なテーマにはならないですね。

野家　今日は先生にいろいろ貴重なお話をお聞かせいただいて、ありがとうございました。

でも先ほども問題になりましたが、科学と哲学というと対立的に考えられますが、精神病理学と臨床哲学は非常に相性がいいと思うんですね。それでこの十数年、このシンポジウムも大変活発に議論が成り立ってきていると思うのですが、哲学の中でも科学主義というか自然主義——ナチュラリズムと呼ばれますが——人間の心的現象なんかもすべて自然現象だと考える立場が台頭してきている。だから心の解明は、脳科学なりなんなりの最先端の科学にまかせればいい、少なくとも脳科学的な知見をちゃんと哲学は利用すべきだ、という主張です。

木村　ああ、そうですか。

野家　ですから「意味」とか「自由」とかといった哲学の主題がありますね。それを全部自然科学のタームを使って再定義しようというふうな動きがいま、アメリカを中心に出てきていて、それを自然主義と呼ぶわけです。もっと簡単に言えば、物理的存在者しか認めない物理主義、あるいは端的に唯物論とも言えます。

木村　アメリカでねえ、やっぱり。

野家　アメリカの哲学界を中心に英語圏で広がっています。日本の急先鋒は名古屋大学の戸田山和久さんで、この間彼は『哲学入門』というとても厚い本を、ちくま新書で出しましたけども。それは表象とか目的とか道徳とか、そういう哲学の年来のテーマを、彼は「存在者もどき」と名付けてそれを消去しようとするわけです。

木村　存在者もどき？

野家　つまり実際に存在するのは素粒子のような物理的な存在者だけだ、と。だから目的とか道徳とかは存在もどき……

木村　そういうのは存在しない。

野家　しない。ただ、あたかも存在するかのようにわれわれは語っているんだけれども、それをもういっぺん自然科学の言葉で定義しなおすのが哲学の役目だ、というのが彼の年来の主張なわけです。

木村　うーん。

野家　それは先生の場合で言えば、精神医学における科学主義とか薬物主義とか、そういったものと軌を一にする流れといっていいかと思うんですが、哲学の中にもそういう動きが目立ってきている。若い人はそういうのに引きつけられやすいんですね。つまり、わりと論文が簡単に書けるから。

木村　ああ、そうなんですか。

野家　簡単にというか、最新の自然科学の知見を、少し脳科学などを勉強して道徳観念を脳科学のタームで言い換えれば、何かひとつの業績になるというような風潮がある（笑）。ぼくから見ると、モーツァルトのト短調シンフォニーの美を脳のドーパミンの分泌で説明するようなもので、何ともばかばかしいのですけれど。だから、いずれこの臨床哲学シンポジウムにもそういう主張の方をお招きして、対決討論をやったらおもしろいかもしれないですね。

木村　そうですね。いずれまた考えてもいいですね。

さて、今日は長時間どうもありがとうございました。どうもこのごろは頭がすぐ疲れてしまって、根をつめた思考ができません。途中で散漫になったところもたくさんありましたけれども、それなりに充実した時間を過ごさせていただきました。

I　臨床哲学とは何か

臨床の哲学

木村　敏

1　はじめに

私の「臨床哲学」は、基本的には精神科の診察室での、患者と私の二人関係 Zweisamkeit の場で営まれ、臨床精神病理学の枠内での作業として、その患者の病んでいる「病気」Kranksein の実態ないし意味を明らかにすることを、唯一かつ窮極の目標としている。私が精神科の医者として臨床の場で生きているという現実が、私の臨床哲学にとってもつ意義は、この一点に尽きる。だからそれはあくまで「臨床精神医学の哲学」であって、多くの哲学者が残したさまざまな思索に導かれはするものの、それらの「臨床外」の言説について「哲学的」あるいは「哲学学的」に見解を述べようとするものではない。

私の場合、臨床哲学は最初から「自己」の存在論的な病態、つまり「自己」が自己「である」可能性に関する病態としての、精神分裂病 Schizophrenie（数年前からは「統合失調症」と呼ばれるようになっている）の理解を求めて開始された[1]。この Schizophrenie という「病名」は、一九一一年にオイゲン・ブロイラーが、当時一般に「早発痴呆」Dementia praecox と総称されていた一群の精神病について、それらをいくつかの基本症状を共有する複数の疾患の集合とみなすという見解から、「精神分裂病群」Gruppe der Schizophrenien として複数形で改称したことに由来している[2]。欧米では現在でもこれを複数形で表示する人が多い。しかし私自身は、後にも述べるように、症状の異種性より基礎的病理の単一性を重視するという見地から、一貫して単数形の「精神分裂病」を用い続けてきた。これはその日本語表記が「統合失調症」に代えられても変わることがない。

それ以外のさまざまな精神医学的病態について臨床的あるいは臨床哲学的な見解を述べる場合にも、私の場合、おおむねこの統合失調症者における「自己の存在論的病理」との対比を念頭に置いている。「自己が自己であること」あるいはその病理としての「自己が自己でありえないこと」とは何を意味するか、これが私の精神病理学的な臨床哲学のアルファでありオメガであると言ってよい。

この自己論は、私の場合、ひとつの目立った特徴をもっている。それは、自己という存在を他者から分離して独立した実体として考えるのでなく、つねにそのつどの他者との関係として、他者との「あいだ」そのものとして考えようとする特徴である。すでにキルケゴールも、人間の精神がそれであるところの「自己」を、《関係それ自身に関係するところの関係》ein Verhältnis, das sich zu sich selbst verhält と記述している[3]。自己とは、他者との「あいだ」がこの「あいだ」それ自身とのあいだで取り交わしている関係のことなのである。

2 「あいだ」への着目——臨床哲学への序奏

医者になる前、私は何年間か、音楽とくに合奏音楽の演奏に没頭する時期をもっていた。(4) この音楽体験は、その後の私の思想形成に予想外の大きな作用を及ぼしている。

音楽を音楽として成立させているのは、音と音との、あるいは音とそれにはさまれた沈黙との関係である。作曲家が芸術的な意志をもって実現しようとし、演奏家がこれを自らの意志でもって再現しようとしているのは、この「関係」に他ならない。ネコが偶然ピアノの鍵盤の上を歩いて物理的な音響が発生しても、それは芸術的な意味での「音楽」にはならない。ある音(ないし音と音とのあいだの沈黙)が、芸術としての音楽を構成する要素として実現されるとき、それは必ずその時点までに構想され演奏された音楽を意志的かつ有機的に引き継ぎ、それに続く音楽を意志的かつ有機的に準備する。作曲者や演奏者の立場から言っても、それを共体験している鑑賞者の立場から言っても、そこには個々の音ないし沈黙をそのつど構成し実現しようとする「志向性」すなわち「ノエシス的な行為」の背後に、それらのノエシス的志向性どうしを、さらにもう一段深い「場所」で、意志的かつ有機的に関係づけようとする(いわば「ノエシスのノエシス」という意味で)「メタノエシス的」な志向作用がはたらいている。(5)

このメタノエシス的志向作用は、それがいかに「意志的」に営まれるものであろうとも、決して意識の表面に浮かび出てノエマ的・対象的に「経験」されることはない。それはあくまでも「無意識」で「潜勢的」potentiell

な「力動」Dynamikであって、それが個々の「志向対象」であるそれぞれの音や沈黙の相互関係を――ということはつまりその音楽の全体を――作り上げている。

さて、複数の演奏者による合奏音楽の場合には、このメタノエシス的な志向作用は自分と自分以外の演奏者との「共同作業」になる。共同作業といっても、それはやはりあくまで「無意識的」で「潜勢的」な性格のものであって、「他人と音を合わせよう」とする意識的・顕在的な意志とは関係がない。自分のそのつどの演奏というノエシス的な志向的行為それ自体が、他人が加わって進行中の集団的なメタノエシス的志向作用によって方向づけられる。それはまさしく構造的には、個人の演奏がその個人自身のメタノエシス的志向作用によって絶えず裏づけられているのと同じ事態と見ることができる。その結果そこで、自分の演奏があたかも他人の意志によって操作されているかのような、ちょうど統合失調症の症状として知られている「させられ体験」「被影響体験」に類似した感覚の生ずることがある。

合奏音楽で重要なのは、共演者と「呼吸」を合わせることである。「タイミングを合わせる」と言ってもよい。これはけっしてメトロノームで拍子を合わせるような無機的で計量的な同時性を実現するという意味ではない。「呼吸を合わせる」というのは、自分と共演者とのノエシスどうしを、さらに言えば互いのノエシス的志向作用の動向そのものを、間主観的・相互主体的な感覚――この「感覚」については後に述べる――で重ね合わせるという有機的・生命的な作業であって、そのためには自己のそのつどのノエシスが、この「感覚」の発生現場である메タノエシスと密接に結びついている必要がある。先に述べたように、このメタノエシスという潜勢態とは共演者と絶えず「通底」している基本的力動のことであるから、複数主体間の「水平のあいだ」が個別的自己主体の根底にあるメタノエシスとの「垂直のあいだ」に担われることによって可能になっていると言ってもよい。「あ

いだ」はあくまで一つなのだが、それを横に見るか縦に見るかで、自他の関係論になったり自己自身の存在論になったりするということなのである。

もうひとつ付け加えると、合奏で呼吸を合わせるということが「タイミング」を合わせる意味であることからもわかるように、自己の存在を「あいだ」として見ることは、「自己」を「いま」として、「時間」として見ることにも通じている。過去と未来にはさまれた現在としての「いま」は、いってみれば「水平のあいだ」における自己存在に対応するだろうし、過去や未来との連続を裁断して「永遠の今」とも呼ばれうるような「いま」は、「垂直のあいだ」としての自己存在に対応するということになるだろう。のちに私は『時間と自己』[6]という著書を書いて、「時間」と「自己」をいわば同義語と見なす見方を呈示したが、その発想の源泉もやはりこの合奏体験にあった。

3 離人症——アクチュアリティとリアリティ

京大精神科に入局して三年目に、ひとりの若い女性離人症患者の主治医となった。この患者の病歴は『自覚の精神病理』[7]に詳しく記載したが、古来の文献に照らしても典型的な離人症の特徴を備えたいわば「古典的」な症例である。

「離人症」dépersonnalisation という名称は、フランスの哲学者デュガが一八九八年に提唱したものである。[8] Personne の語は一義的には邦訳しにくいが、そこには当然「自己」の意味も含まれているから、この症状における「自己喪失感」に着目した名称と考えてよい。しかしこの症状には自己喪失感のほかに、それよりももっと一般的な徴候として、感覚的に捉えられる対象界の非現実感、非実在感が含まれている。そこでマイヤー＝グロスは一九三五年に、マポーザーにならってこの症状全体を「実在喪失症」derealizationと呼ぶことを提唱し[9]、この症状名はドイツ語圏やフランス語圏でもしばしば用いられている。

しかし私見によれば、「自己喪失症」と「実在喪失症」を同じ一つの症候群の「別名」と見なすことには、重大な疑問が残る。離人症患者はほとんど例外なく、自分が見たり聞いたり触れたりしている個々の知覚対象、さらには世界全体に対して、それらが知覚や認識の対象として存在していることは認めながら、それが現実に実在しているという「実感」が失われたという。たとえば患者は、「ここに机があるということはもちろんわかっているのだが、それが本当にあるという実感がない」という。これに対して「自己」に関しては、たとえば「自分というものがあるということはわかっているのだが、その実感がない」という訴えはまず聞かれない。患者は端的に「自己がなくなった」という。たとえば私の患者は「自分というものがまるで感じられない。いまここでこうやって話しているのは嘘の自分です。私のからだもまるで自分のものではないみたい。だれか別の人のからだをつけて歩いているみたい。瞬間ごとに別の自分の屑みたいなものが出てきて、それが無数にうずたかく積み重なっていく」という。つまり離人症では、事物はその実在感を失うだけなのに対して、自己はその存在自体を否定されている。

ここで興味深いのは、離人症における時間と空間のありかたである。「時間の流れもひどくおかしい。時間がばらばらになってしまって、ちっとも先へ進んでいかない。てんでばらばらでつながりのない無数の今が、今、今、今、今と無茶苦茶に出てくるだけで、なんの規則もまとまりもない。空間の見え方もとてもおかしい。奥行きとか高さ低さとかがなくなって、なにもかも一つの平面に並んでいるみたい」と私の患者は言う。

この患者を診察しながら、私は離人症で失われている「実在感」とは何であるかをしきりに考えた。毎回の診察後に次回の診察日と時刻を予約するのだが、患者がその時刻を間違えたことは一度もなかった。待合室で名前を呼ぶと間違いなく診察室へ入ってくるし、そのときの方向の取り方にもなんの異常もなかった。つまり患者は時計やカレンダーに目盛られた時間、前後左右の空間についての客観的に正確な認知能力をもちながら、その「実感」だけを失っている。これは derealization の用語で表示しようとしているような「実在性 reality の喪失」ではない。

リアリティ reality という言葉はラテン語の res（もの）を語源としていて、日常的には「実在性」「現実性」の意味で用いられている。それに対応するドイツ語の Realität についても同様である。しかしドイツ語にはそれとともに、同じく「現実性」を意味する Wirklichkeit という言葉がある。これはドイツ語で「はたらく」を意味する wirken（英語だと work）から作られた言葉で、「もの」に由来する reality とはもともと関係がない。「はたらく」のラテン語は agere で、そこから作られた名詞は actio だが、Wirklichkeit をラテン語で言うとすれば actualitas ということになって、これはほぼ英語の actuality に相当する。「ほぼ」と書いたのは、ドイツ語の wirklich には「本物」「真実」の意味があるのに actual にはそれがなく、逆に actual が強くもっている「現今」「当面」の意味が wirklich にはないというような擦れちがいもあるからである。ひとつ付言すれば、ドイツ語の Realität と Wirklichkeit の違いについては、ハイデガーが一九二七年の夏学期にマールブルク大学でおこなった講義『現象学の根本問題』[10]で、「〈有る〉Sein は real な述語ではない」というカントの命題を手引きにして立ち入って論じている。

離人症における自己喪失感と対象界の現実感喪失との関係については、たとえば人間学的現象学の立場から非常にすぐれた現象学的離人症論を書いているフォン・ゲープザテルがそうであるように、現実感喪失を自己喪失感の外部世界への投影と見る見方が一般的であった[11]。私は、われわれの自己というものがいわば先天的に与えられているという見方に疑問を感じていたので、最初の留学時にドイツ語で書いた私自身の離人症論文[12]で、これとは違った見解を示しておいた。道元が『正法眼蔵第一』の「現成公按」に《自己をはこびて萬法を修證するを迷とす。萬法すすみて自己を修證するはさとりなり[13]》と書き、西田幾多郎がこれと同じ趣旨をきわめて簡潔に《物来って我を照らす》と表現したように[14]、「自己」とは、そのつどそのつど我々に出会ってくる「物の現実」から、そこに感じとられるなんらかの感覚を媒介として経験される、それ自体一種の「感覚」ではないか、というのがその見解である。そして私はこの自己感覚を「自己クオリティ」Ich-qualität と名付けた。西田が自らの哲学の出発点とした《個人あって経験あるにあらず、経験あって個人あるのである[15]》という命題も、同じそのことを指しているのだろう。この「自己クオリティ」というのは、最近の科学哲学で「クオリア」Quolia と呼ばれているものに相当すると言ってよい。

離人症では、リアリティとしての対象の客観的認知は損なわれることなく保たれ、アクチュアリティとしての世界についての自覚的・主観的なクオリアとしての「自己感覚」は失われている。「自己」という観念的な存在についてみると、リアリティとしてのノエマ的・「もの」的・概念的な自己と、アクチュアリティとしてのノエシス的・「こと」的・感覚的な自己とのあいだに存在論的な差異を考える必要があるということになる。このいわば「自己論的差異」の二重性の根底に、自己の「現勢態」actuality にとっての「潜勢態」virtuality として、自他の分離以前でそれ自体はまだ非人称 impersonal の「メタノエシス的自己」が想定される。「経験あって個人ある」も「物来って我を照らす」も、この潜勢的なメタノエシス的自己が「物」に触れて現勢化するということを表現したものだろう。

4　二つの「現存在分析」——ビンスヴァンガーとボス

私は、前記の離人症患者の診療に奔命していたころ、それと並行してルートヴィヒ・ビンスヴァンガーの『精神分裂病』（一九五七）という大著[16]の翻訳をすすめていた。これは信州大の西丸四方教授、東京医科歯科大の島崎敏樹教授、それと京大の村上仁教授という、当時の日本を代表する人間学的精神病理学者の発案によるもので、信州大から新海安彦、医科歯科大から宮本忠雄、京大から私というそれぞれの弟子筋三人の分担翻訳ということになった。私に割り当てられたのは、序論、症例イルゼ、症例エレン・ヴェストの三論文、つまり邦訳版上下二巻の上巻の全部だった。

ビンスヴァンガーは現象学的精神病理学の主要な流派である「現存在分析」Daseinsanalyse の創始者である。これはハイデガーが一九二七年に『存在と時間』という画期的な著書を世に問い、そこで展開した「現存在分析論」Daseinsanalytik を承けて創案されたものである。彼はこれを当初、躁病患者の「思考奔逸」Ideenflucht の解釈に適用していたが[17]、やがてその手法で彼にとっても最重要な精神疾患だった精神分裂病／統合失調症の解釈を開始し、五編の雑誌論文を発表したのちにそれを一冊にまとめて、それに「序論」をつけたものがこの著書である。

この翻訳は、いわば私の人生全体を決定したと言ってもよい大仕事だった。なんといってもまだ入局三年目の、二十八歳の新人である。それまでに何冊かの翻訳を出してはいたものの、ハイデガーを継承したビンスヴァンガーによる、それも統合失調症論を、精神病理学の「本家」と目されている京大精神科を代表する形で訳出するというのは、いかにも過大な負担だった。いまから見ると訳文はあまりにも小細工をしすぎていて、同じビンスヴァンガーが『失敗した現存在の三形態[18]』で記述している「気負いすぎ(邦訳の「思い上がり」は不適切だろう)、ひねくれ、わざとらしさ」を地でいっているという感じを否めない。

ところで、このビンスヴァンガーとは無関係に、やはりハイデガーの『存在と時間』から大きなインスピレーションを受けて、同じく「現存在分析」を志したいまひとりのスイス人精神科医として、メダルド・ボスがいる。ビンスヴァンガーは最初フロイトの精神分析から出発したが、若くして父を失い、その跡を継いで私立精神病院の院長となって、一生を入院患者の診療に捧げた人である。これに対してボスのほうは、やはりフロイトの精神分析から出発したのだが、そのまま神経症圏の患者の外来精神療法に明け暮れて、結局は統合失調症の入院患者には触れることなく一生を送った。

だからこの二人が期せずして同じハイデガーの「現存在分析論」に強い関心を示し、自らの立場を「現存在分析」Daseinsanalyse と名付けたといっても、彼ら二人がハイデガー自身の言う「現存在」Dasein の概念から受け取っていたものは自ずとまったく異なっていた。

例えば、ハイデガーは周知のごとく「現存在」を「世界内存在」In-der-Welt-sein として理解する。ビンスヴァンガーは、統合失調症患者の現存在が――「世界」を「自己世界」の意味に解する限り――決して単純な「世界内存在」に収まるものではないことを、自らの診療経験から見抜いていた。そしてそのことを「世界内・世界超越存在」In-der-Welt-über-die-Welt-hinaus-sein の概念で言い表そうとした[19]。これに対してボスは、《ハイデガーの意味での人間存在を特徴づける超越や世界内存在とは、決して第一義的内在から生じ、あれやこれやの「現存在様式」に「変容」しうるような態度様式を意味しはしない。超越や世界内存在はむしろ、すでにつねに同じ仕方で不変的に現存在の一切の関与の基盤をなしている本質構造に対する謂いに他ならない[20]》と書き、ビンスヴァンガーがハイデガーを誤解していることを激しく批判する。そしてこの批判には、ハイデガー自身[21]も全面的に同調した（例えば邦訳二五七頁以下、三一三頁以下など）。

メダルド・ボスは一九四七年、ハイデガーが戦後間もなく彼自身の「ナチス問題」などで不遇をかこっていた時期にこの哲学者と文通を開始した。しばらくまったく個人的な交流を続けた後、一九五九年九月から六九年三月まで、ハイデガーがチューリヒ郊外のツォリコーンにあるボスの自宅を訪ねるというかたちで、ボス門下とのセミナーを定期的に開催し（一九五九年の第一回だけはチューリヒ大学ブルクヘルツリ大講堂で開催されたが、逐語記録が残っていない）、ボス自身がそれを逐語的に記録するというかたちで「ツォリコーン・ゼミナール」が成立した（ちなみに私自身は一九六九年十月にハイデガーの自宅に招かれて、統合失調症という形での現存在の「頽落」について議論を交わした経験があるが[22]、そのときのハイデガーの統合失調症理解も、ボスからの受け売りであるという印象が強かった）。

私自身とボスとの交流が行われたのは、一九七三年以来、毎年二回チューリヒで開催された「チューリヒ会議」においてであった（この会議については前注の一七八頁を参照）。「現存在分析」をめぐっての、なによりもビンスヴァンガーの評価に関する意見の相違から、ボスとの対話はいつもかなり表面的なものに終始したけれども、この会議の席上でボスから直接に贈られた『ツォリコーン・ゼミナール』は、ハイデガー思想と精神医学との関係という点だけから見ても紹介に価すると考えて、翻訳することになった。

ところがこのボスとの交流には、痛々しい後日談があった。ハイデガーもボスもすでに故人となった二〇〇二年の十月、ドイツのハレ大学で「ハイデガーとメダルド・ボスの対話」というシンポジウムが開催され、私もその演者として招かれた。ハレにおもむく前にハイデルベルクに一泊し、旧友クラウスの自宅で夕食会に招かれたのだが、その夕食会にはマールブルクに住むブランケンブルクも参加することになっていた。実はブランケンブルク自身もこのハレのシンポジウムのことを知っていて、それに出席すべきかどうかの相談をしたかったらしい。というのは彼自身が『ツォリコーン・ゼミナール』ではビンスヴァンガーと並んで批判の対象に挙げられていた（同書邦訳二七八頁）からである。ところがなんということか、しばらく前から狭心症を患っていた彼は、ハイデルベルクに向かう列車の中で発作を起こし、帰らぬ人となってしまった。私はハレからの帰国を数日延期して、十月二五日にマールブルクで営まれたこの盟友の葬儀で追悼の辞を述べなくてはならなかった。[23]

5　統合失調症（精神分裂病）理解と「自己」の二重性

ビンスヴァンガーが彼の『精神分裂病』（注16）で論じている症例はすべて、当時のクレペリンやブロイラーの精神医学教科書に記載されている標準的な分裂病像からはかなり逸脱していて、彼自身はこれを「多形型分裂病」polymorphe Form der Schizophrenie と呼んでいる。「寡症状型」oligosymptomatisch あるいは「異症状型」allosymptomatisch の分裂病と呼んでもよいだろう（たとえば私の訳した症例エレン・ヴェストは、純症候論的に見れば神経性食思欠損症 anorexia nervosa あるいは「拒食症」の病像を示している）。それにもかかわらず、彼がこれらの症例を「精神分裂病」としてまとめたのは、患者たちの現存在構造と現存在経過が共通して示す「自然な経験の一貫性の喪失」Inkonsequenz der natürlichen Erfahrung のためだった。[24] これは後に私自身やブランケンブルク[25]が「自然な自明性の喪失」Verlust der natürlichen Selbstverständlichkeit と呼んだものとほぼ完全に合致している。分裂病の標識を妄想や幻覚のような対象的に認識可能な症状に求めるのではなく、経験の流れが自然な一貫性ないし自明性を失っているという、またその結果患者の行動も不自然で唐突なものになるという点にそれを見て取っている事実は、ビンスヴァンガーの臨床医としての実践感覚の確かさを物語っている。

ビンスヴァンガーはこの『精神分裂病』に先立つ一九二四年に、臨床精神科医が分裂病を「直観的」に診断する「感覚診断」Gefühlsdiagnose について、次のようなことを書いている。[26] 内科医が高熱以外の症状を示さない患者について、これはチフスだとか肺炎だとかいう「感じ」Gefühl あるいは「勘」Instinkt を表明する場合があるが、これは特有の臭気とか、ほとんど気づかぬほどのチフス特有の顔貌や身体徴候とかの無意識の知覚に基づくか、それともまったくの推測であるかのどちらかであって、当たることも当たらぬこともありうる。それは「感覚に頼った」nach dem Gefühl 診断であって、分裂病の診断が、一般の「感じ」とはまったく別の、特別な「知覚の仕方」としての「感覚を用いた」mit dem Gefühl 診断であるのとは異なっている。ここで問題となるのは豊富な臨床経験であるよりもむしろ、根源的かつ全体的な、しかも直接無媒介的な「本質直観」の能力である、とビンスヴァンガーは言う。彼はこの分裂病特有の「本質的印象」を説明して次のように書いている。《ある分裂病者が私に対して人間的にはきわめて好意的であるのに、そこになにか内的にはね返される印象があり、彼との内的な一致を妨げる障壁がある》場合があり、《ときにはこの疏通性の欠如が彼についての唯一の知覚となる場合もある》。

これはどういうことだろうか。内科医が勘に頼って診断することも可能な多くの疾患と違って、あるいは精神医学でも分裂病／統合失調症以外の多くの病態とは違って、分裂病／統合失調症は「自己」の病態であり、最初にも述べたように、それは言い換えれば関係そのもの、「あいだ」そのものの病態である。「あいだ」の病態を見定めるには、診察者の主観的なノエシスをノエシスとして成立させているところの「メタノエシス」、患者との「あいだ」の成立する根拠である間主観的な「メタノエシス」が、普通とは違った特異な――ということは「不自然」な――ありかたをしていることを見抜かなくてはならない。そしてそのためには、診察者は自らの自己と患者の「病んでいる」自己とをともどもに基礎づけることになるこのメタノエシスを、つまり自己のノエシスとメタノエシスとの「垂直のあいだ」を、自らの感覚において（一人称的に）捉えなくてはならない。ビンスヴァンガーが「感覚に頼った」診断ではなく「感覚を用いた」診断と言っているのはそのことである。分裂病／統合失調症の感覚診断においては、診断者の臨床経験の豊富さよりも、その直接無媒介的な「本質直観」の能力がものを言う。

さきに合奏音楽について述べたことからも分かるように、この本質直観のプロセスは完全に相互的である。精神科医である診察者が、自らと患者との「あいだ」の不自然さを感じとる。これと同じ不自然さを、患者の周囲にいるすべての人が感じとっているにちがいない。そして、これが重要な点なのだが、患者の側では同じこの不自然な「あいだ」を、自分の周囲にいるすべての人に対して感じとっていると考えなくてはならない。周囲の雰囲気全体が不自然になるということである。患者によっては、そこから「みながグルになってなにかをたくらんでいる」という妄想を発展させる人がいても不思議ではない。そして診察者は、そういった周囲の人たちの――それもきわめて重要な――一員として、この不自然な雰囲気の「発信者」ともなり「受信者」ともなる。ブランケンブルクもこの事実を的確に捉えて、「精神科医の側の奇異の感 Befremdung は患者の側の疎外感 Entfremdung に対応している[27]」と述べている。

この「感覚」を「プレコックス感」Praecoxgefühl と呼んで現象学的な統合失調症診断の可能性を論じ、学界の話題をさらったのは、オランダの精神科医H・C・リュムケだった。「プレコックス」というのは、統合失調症の「精神分裂病」よりももうひとつ古い十九世紀のクレペリン時代の呼称「早発性痴呆」Dementia praecox から取られたものであろうから、これはおそらくリュムケ自身の命名ではなく、彼の周囲で以前から慣用されていた言葉ではなかろうかと思われる。

この概念をリュムケが一九五〇年に第一回世界精神医学会（パリ）で論じたとき、彼は次のように述べている。《分裂病者との出会いに際して、診察者の心中にある奇妙な不安感とよそよそしさの感じが生じ、この感じは普通に二人の人が出会ったときに生じるような疏通路が欠如しているという事態に関連している。接近本能とでも呼ぶべきものとその表出が、患者の側から一方的に遮断され、こちらからの接近が相手からの接近欠如によって阻止される[28]》。

実はリュムケがこの「プレコックス感」という概念を最初に提示したのは、それよりもさらに九年前のオランダ語の論文「分裂病の中核症状とプレコックス感[29]」だった。私はオランダ語が読めないから、この論文を訳すためにオランダ語を勉強したという中井久夫氏の邦訳によって、少々長くなるがその要点を抜き書きしておく。

《この、定義不能でありながらあらゆる症状の周囲に漂っているものこそプレコックス感の発生源である。……それは、ごく短時間の面接でも面接者の〈感情移入〉の手が短かすぎて相手に届かぬと面接者自身が認知することである。その際こちらが相手の今抱いている感情に感情移入できるかどうかだけが問題なのではなく、相手の人格全体との対人的接触に至らないことが問題なのである。……この人間が相互に接触に入ること（in-contacttreden van menschen med elkaar）は対人関係生活（relatieleven）の表層で意図的行為として生じることはまずない。それはもっぱら本能的に起こる。……この本能を私は対人接近本能（toenaderingsinstinct）と名付けたい。あるいはこの本能の減弱こそ分裂病のもっとも基本的な症状かも知れない。……対人接触は一種の相互性を基礎に生起するものであるから、分裂病者と対い合って坐る面接者は異質なものの存在を己れの内部に感受する。……分裂病者に面接する者自身の本能的対人接触が確かな手ごたえを失い、あやふやになる。これがプレコックス感発生の中心因子である。……分裂病的体験内容なるものは世上診断をおこなういとぐちに使われているものだが、それらは決して分裂病診断を基礎づけるものではあり得ない。診断は〈内容〉ではなく、患者の内面の心の動きの力動における形式上の変化という資料にもとづき、そしてその変化が面接者の中に生じさせる特異体験にもとづいてなされるものであり、また私の考えではそれ以外のものではありえない。》

このリュムケのオランダ語論文は、ビンスヴァンガーに始まってブランケンブルクや私が引き継いだ現象学的な分裂病／統合失調症論の、最良の遺産の一つといえるだろう。私としてはこれに付け加えるべきことはほとんどないのだが、ひとつ補足するとすれば「プレコックス感」という不自然な印象と「自己の自立性の障碍」との相補的な関係についてであろう。

統合失調症の現象学的診断は、リュムケも示唆しているように、患者の一切の病的体験内容に対して「症状論的エポケー」を加えた後に残る、「自己／あいだ」の間主観性／相互主体性の障碍と行動や経験の「自然な自明性」の喪失を、面接者自身が見極めることによってのみ可能である。自己の「非自立性」Unselbständigkeit と行動や経験の「非自明性」Unselbstverständlichkeit の確認によって、と言い換えてもよい。自己はその「あいだ」性、その間主観性／相互主体性 Intersubjektivität によって、それが出会う他の自己とのあいだで相互接触と対人接近の「本能」を働かせる。統合失調症者ではこの「対人接近本能」が減弱し、患者に接触する面接者自身の側の本能的対人接触が「確かな手ごたえを失ってあやふやに」なる。

しかし私自身の感覚からいえば、統合失調症における自然な自明性の喪失は、「自己／あいだ」の間主観性の喪失の結果というよりは、もう少し深い、より根源的な障碍であるように思われる。日本語で「自己」と「自然」の両語に共通する「自」には、「起始」「源泉」を表す「根源的自発性」の意味がある。大和言葉の「みずから」「おのずから」に共通の「から」についても同じことが言える。自己と自然とは、ともにこの「自（から）」の根源的自発性に根差しているとはいえないだろうか。

ブランケンブルクは、「みずから」selbst と「おのずから」von selbst のあいだには弁証法的相補関係があるという。自主的／自立的ということは自然な自明性から抜け出しながら自明性に根差していることであり、自然の自明性が破れなければ自己の自主性はありえない反面、自明性の破れは自主性の基盤の破れを意味する、というのだが、[30]私自身は両者の関係をむしろ、自己と自然に共通の根源的自発性の障碍に起因する等根源的な事態であると見ている。これは「弁証法的相補関係」というような論理的構造的な次元で言い表せるような事態ではない。それはむしろ、この根源的自発性の根底にあって「みずから」と「おのずから」、「自己」と「自然」を等根源的に基礎づけている、「非論理的」あるいは「反論理的」な「生命」の次元にまで及ぶ、そんな事態であるように思われる。

「みずから」の「み」は「身」であり、「おのずから」の「おの」は「己」すなわち「それ自身」である。人間が（おそらく）他の生物と違って「自己」をもち、「自ら」の独自の生活を営むのは、遍在的な生命（zoé）が人間のみにおいて、身／身体を媒介にしてそれ自身が個別的な生命（bios）にまで限定されることを「自覚」しているからであろう。[31]ヴァイツゼカーは「身体性とともに生命が生命の中に入ってくる」Mit der Leiblichkeit kommt

Leben ins Leben という。[32] ここで二回語られている「生命」のうち、前者がゾーエーを、後者がビオスを指していることは明らかである。ヴァイツゼカーはまた、「生命それ自身は死なない。死ぬのは個々の生きものだけである」ともいう。[33] この「生命それ自身」もゾーエーを指しているだろう。

各々のビオスはゾーエーから生まれて、或る期間個別的な生活を営んだのち、再びゾーエーに戻って行く。ということは、その個別的な身体が死ぬということである。生死一如の根源的自発性であるゾーエーは、「生死一如」だから当然死なない。ゾーエーの個別化であり限定であるビオスは、個別的身体の生命として可死的である。「自己」を自覚するに至った人間の場合でも、この「自己」にどの程度の個別性個体性を認めるかによって、自己と死との関係は変化する。今日でも地球上には、たとえばイスラーム諸国に見られるように、個人的自己の生死を集団的「大義」よりも軽く見る思想がある。全体主義とはそういうことである。人間以外の生きものの世界ではおそらくそれが一般的なのだろう。最近の数十年、いわゆる文明諸国では、集団よりも個人の主体的存在を重視する傾向が目立って優位を占めている。この傾向と近年の統合失調症の「軽症化」あるいは「異症状化」、さらには「自閉症スペクトラム障碍」や「解離障碍」の増加とのあいだに、なんらかの本質的な関連があるのではないか、これが私の目下の関心事である。[34]

注

（1）木村敏「精神分裂病症状の背後にあるもの」『哲学研究』四三巻四九七号、一九六五年（『分裂病の現象学』弘文堂、一九七五年所収、『木村敏著作集』一巻、弘文堂、二〇〇一年収録、『新編分裂病の現象学』ちくま学芸文庫、二〇一二年再録）。

（2） Bleuler, E. (1911), *Dementia Praecox oder Gruppe der Schizophrenien*. Deuticke, Leipzig/Wien 1911.（飯田眞・下坂幸三・保崎秀夫・安永浩訳『早発性痴呆または精神分裂病群』医学書院、一九七四年）。

（3） Kierkegaard, S. (1849), *Die Krankheit zum Tode*. Jakob Hegner, Köln und Olten 1956, S. 31.（キェルケゴール『死に至る病』斎藤信治訳、岩波文庫、一九八六年、二〇頁）。

（4） これについては、木村敏『精神医学から臨床哲学へ』（ミネルヴァ書房、二〇一〇年）の第一章、二五－四九頁をも参照。

（5）「メタノエシス」の概念については、木村敏『あいだ』（弘文堂、一九八八年、ちくま学芸文庫、二〇〇五年）の文庫版四七頁以下を参照。

（6） 木村敏『時間と自己』中公新書、一九八二年。

（7） 木村敏『自覚の精神病理——自分ということ』紀伊國屋書店、一九七八年、一四頁以下。

（8） Dugas, L., "Un cas de dépersonnalisation". *Rev. Philos.* 45; 500, 1898.

（9） Mayer-Gross, W., "On depersonalization". *Br. J. Med. Psychol.* 15; 103, 1935.

（10） Heidegger, M., *Die Grundprobleme der Phänomenologie*. Gesamtausgabe Bd. 24, Klostermann, Frankfurt a. M. 1975, S. 35ff.（ハイデッガー全集第二四巻『現象学の根本諸問題』溝口兢一他訳、創文社、二〇〇一年、三七頁以下）。

（11） Gebsattel, V. E. v., "Zur Frage der Depersonalisation. Ein Beitrag zur Theorie der Melancholie". *Nervenarzt* 10; 169 u. 248, 1937.（木村敏・高橋潔訳にて、『精神医学』23/11、一一八五頁／23/12、一二九三頁、一九八一年に収録、松下正明・影山任佐編『現代精神医学の礎Ⅳ』時空出版、二〇一〇年、一〇七－一四六頁に再録）。

（12） Kimura, B., "Zur Phänomenologie der Depersonalisation". *Nervenarzt* 34; 391, 1963. Wiederabgedruckt in: Meyer, J.-E (Hrsg), *Depersonalisation*. Wissenschaftliche Buchgesellschaft, Darmstadt 1968, S. 382.（私自身による邦訳「離人症の現象学」は『木村敏著作集1』（弘文堂、二〇〇一年）と木村敏『新編分裂病の現象学』（ちくま学芸文庫、二〇一二年）

に収録)。

(13) 道元『正法眼蔵・正法眼蔵随聞記』日本古典文学大系81、岩波書店、一九六五年、一〇一頁。

(14) 西田幾多郎「知識の客観性について」『西田幾多郎全集』第十巻、岩波書店、一九五〇年、四二六頁。

(15) 西田幾多郎『善の研究』「序」(一九一一年) 岩波文庫、一九六〇年、四頁。

(16) Binswanger, L., *Schizophrenie.* Neske, Pfullingen 1957.（新海安彦・宮本忠雄・木村敏訳『精神分裂病』Ⅰ／Ⅱ、みすず書房、一九六〇／六一年)。

(17) Binswanger, L., *Über Ideenflucht.* Orell Füssli, Zürich 1933.

(18) Binswanger, L., *Drei Formen mißglückten Daseins. Verstiegenheit, Verschrobenheit, Manieriertheit.* Niemeyer, Tübingen 1956.(宮本忠雄監訳・関忠盛訳『思い上がり、ひねくれ、わざとらしさ——失敗した現存在の三形態』みすず書房、一九九五年)。

(19) Binswanger, L., *Grundformen und Erkenntnis menschlichen Daseins.* 3. Aifl. Ernst Reinhardt, München/Basel 1962, S. 499ff.

(20) Boss, M., *Psychoanalyse und Daseinsanalytik.* Huber, Bern 1957.（笠原嘉・三好郁男訳『精神分析と現存在分析論』みすず書房、一九六二年、引用箇所は邦訳一〇二頁)。

(21) Heidegger, M., *Zollikoner Seminare.* Hrsg. von M. Boss. Klostermann, Frankfurt a. M. 1987.（木村敏・村本詔司訳『ツォリコーン・ゼミナール』みすず書房、一九九一年)。

(22) 木村敏『精神医学から臨床哲学へ』ミネルヴァ書房、二〇一〇年、一七〇頁参照。

(23) このあたりの消息は、前注の二七〇頁以下に書かれている。

(24) 木村敏「精神分裂病症状の背後にあるもの」(一九六五年) 注(1)参照。

(25) Blankenburg, W., *Der Verlust der natürlichen Selbstverständlichkeit. Ein Beitrag zur Psychopathologie symptomarmer Schizophrenien.* Enke, Stuttgart 1971.（木村敏・岡本進・島弘嗣訳『自明性の喪失——分裂病の現象学』みすず書房、

一九七八年）。

（26） Binswanger, L. (1924), "Welche Aufgaben ergeben sich für die Psychiatrie aus den Fortschritten der neueren Psychologie?". In: *Ausgewählte Vorträge und Aufsätze II*. Bern 1955, S. Parnas135ff.

（27） Blankenburg, W., *ibid.*（邦訳一〇八頁）。

（28） Rümke, H. C., "Significance of phenomenology for the clinical study of sufferers of delusions". In: *Congrès international de Psychiatrie I*. Paris 1950, P. 199.

（29） Rümke, H. C., "Het kernsymptom der schizophrenie en het 'praecoxgevoel'". *Nederlandsch Tijdschrift voor Geneeskunde*, 81; 4516, 1941. In: *Studiesen Voordrachten over Psychitrie*. Scheltema & Holkema, Amsterdam, 1948.（中井久夫訳「分裂病の核症状と『プレコックス感』」『季刊精神療法』第三巻八三号、一九七八年）。

（30） Blankenburg, W., *ibid.*（邦訳一六二頁以下）。

（31） ゾーエーとビオスの概念については、Kerényi, K., *Dionysos. Urbild des unzerstörbaren Lebens*. Klett-Cotta, Stuttgart ^{2}1998（カール・ケレーニー『ディオニューソス』岡田素之訳、白水社、一九九三年、一六頁以下）を参照。また、木村敏『関係としての自己』（みすず書房、二〇〇五年）の第Ⅷ章「生命論的差異の重さ」一九二頁以下をも参照。

（32） Weizsäcker, V. v. (1951), *Begegnungen und Entscheidungen*. Gesammelte Schriften 1, Suhrkamp, Frankfurt a. M. 1986, S. 300.

（33） Weizsäcker, V. v. (1940), *Der Gestaltkreis. Theorie der Einheit von Wahrnehmen und Bewegen*. GS 4, Suhrkamp, Frankfurt a. M. 1997, S. 83.（ヴァイツゼッカー『ゲシュタルトクライス――知覚と運動の一元論』木村敏・濱中淑彦訳、みすず書房、一九七五年、三頁）。

（34） 木村敏『心の病理を考える』岩波新書、一九九四年、V章「分裂病と進化論」を参照。

〈基調講演〉

哲学の臨床

鷲田　清一

哲学が語り出す場所

ただいまご紹介いただきました鷲田でございます。

ぎりぎりまでタイトルが決まらなかったのですが、思い切ってストレートに「哲学の臨床」とし、事務局のほうに伝えましたら、木村先生からすぐに反応があって、木村先生は「臨床の哲学」でいかれるとのこと。ああ、先生本気だなあって、ちょっと怖くなりました（笑）。

木村先生のお仕事にはじめてふれたのは、私が大学院生のときです。フッサールの他者問題と取り組んでいたのですが、当時は〈他者〉とか〈間主観性〉の問題系というのは日本の哲学界でもまだほとんどテーマになっていなかったもので、参照できるテキスト、文献も限られていました。そんな希少な研究のなかに、木村先生の最初の作である『自覚の精神病理』（紀伊國屋書店）があり、これを大学院の時、他者論に取り組むなかでむさぼり読んだのを憶えています。

それから二十年ほど後、ちょうど私が「臨床哲学」というプロジェクトを構想し始めていた頃のことです。おそらく先生のご記憶にはないかと思いますが、ある集いで木村先生のもとに駆け寄りまして、精神科医の方々とか、臨床心理士、ソーシャル・ワーカーの方々、そういう人たちが具体的に患者さんについてのケース・スタディをやってらっしゃる会に参加させていただくわけにはいきませんでしょうかと、いきなり初対面でそんなお願いをしました。その後ほどなく、京都の北手にジュンサイの産地としても有名な深泥池《みどろがいけ》というところがございまして、そのほとりにある病院の臨床心理士の先生をご紹介いただき、それから三年間ほど、毎週水曜日の晩にあるケース・スタディの会を拝聴する機会を得ました。臨床の現場でいろんな職種の方が集って症例について話し合うというのはどういうことなのか、それを目の当たりにしたことで、私は「臨床哲学」というものを構想する作業の途上で多くのヒントを得ました。

そこで「臨床哲学」とは哲学のどういうプロジェクトなのかということですが、「臨床」というのは、クリーネー（kline）という、床（ベッド）を意味するギリシャ語からきていて、クリニコス（klinikos）っていう、医師を意味することばもまさにそこからきています。医師というのは本来、人が病で苦しみ横たわっているその場所に出かけていく人のことだったのです。だから私はよく、お医者さんの前でいやみなことを言うのです。「現代には臨床医ってほとんどいらっしゃいませんね」と。そうするとみなさんキョトンとされます。で、「臨床医っていうのは患者さんが臥しておられるその場所へ出かけていく人のことであって、患者さんが動いて医師のところまで来る、医師が待つほうになれば、それは臨床医と言いません。ただの病院医です」というふうに、ついいやみを言ってしまうのです。

はじめにお断りしておくと、臨床哲学というのは、医療現場としての臨床の哲学、つまり、医療の哲学ではありません。あくまで比喩として、「出かけていく」というところに強い含意がございまして、社会のいろんな問題が発生している現場に出かけていって、そこで使われていることばで問題発見のためのディスカッションをする、そういう営みであると私たちは考えております。

臨床哲学、あるいは哲学の臨床という営みについて考える時に、私たちの出発点にあるのは、「哲学する」こと、つまりフィロゾフィーレン（philosophieren）とはどういう営みなのかという、その出発点にある問いをどう引き受けるかということです。ということは、もし臨床哲学が完遂できたら「臨床」という冠は外していいということです。「臨床哲学」とは、哲学というものの現在のあり方への批判的な意識によって駆動してきたプロジェクトなのです。

哲学もまた「時代の子」であり、いってみれば「時代が思想のうちにみずからを捉えたもの」だというヘーゲルのことばを思い出すまでもなく、「哲学する」こともまた、日々の暮らしの中で、時代のただ中で、具体的な日付をもってなされる行為です。このことは、フィロゾフィーレンとは何かを考える時にどうしてもはずすことができないことの一つです。その上で、「哲学する」とはどういうことなのかと問うた時に、「哲学する」ことのいくつかの特質といったものを、あらかじめ私なりに指摘しておきたいと思います。

一つは、哲学はまず、自分がいったいどこから、あるいはどういう場所から語りだそうとしているか、ということについて極めて自覚的に問い詰めてゆく、そういう知の営みだということです。言い換えると、私の場合でしたら、哲学的な事柄について話したりあるいは書いたりする時に、いったいこの場所で何かについて哲学的に語るということ、書くということが、いったいどういう意味をもつのかという問いをはずせないということです。この語りだす場所がどういう場所であるかということは、同時に、自分の語りがどういう社会的な位置、あるいは「地政学的」(geopolitical) ということばをもじっていえば、どういう「知政学的」な位置を占めているかについて自覚的であるべきだということでもあります。

その例を一つあげたいと思います。私が「臨床哲学」という名前をかかげた活動をやり始めた頃です。たとえばケア関連の集いに加わる中で、ケア関係の反転ということを学んだことがあります。ケアできる人が、ケアを必要としている人をケアする、という一方的な関係ではなくて、じつはもっとも弱い人が、じつはケアにあたるその人を逆に支えるというところがあるのではないか、ということです。

東京都の特別養護学校で初めて重度の障碍者の方で専任教員になられた方がおられます。遠藤滋さんという方で、その方が四十歳ぐらいになられて、障害が高じて二四時間要介護の状態になり、それで退職を余儀なくされた。彼はそれまで自分の世話をしてくれるお母さんと自分と二人の生活だったのですが、なんと退職後すぐに家を出られたんですね。独り住まいを始められたのです。二四時間要介護になって、独り住まいを始められた。それは、自分は一切ひとりで身の回りのことをできない、食べることもできない、動くこともできない、それから足は何時間置きに誰かに動かしてもらわなければ硬直してしまう、という状態の中で、いっさいプロのケア・スタッフに頼まないで、十代、二十代の人を中心に、ケアの経験のない人に、自分の身の回りの世話を八時間交替でしてもらうという、そういうプロジェクトに身を投じられたのです。そして、ケアとは何か、そして都市というものが障害者にとってどれだけ、それこそ行動を不自由にする空間であるかということを若い人たちに教えるために、あえていろんなわがままを言う。車椅子じゃなしにベッドごと動かさないといけないんですが、映画を観に行きたいとか、CDを買いに行きたいとか言う。そういうかたちで学校を続けようとされたのです。

遠藤さんの世話をする人たちの引継ぎ日誌にはいろんな感想が書いてあるのですが、その中で、ある方が、自分は、遠藤さんの姿を見て助けてあげようという気で最初はいたけれども、逆に遠藤さんに支えてもらったという気がする、という意味のことを書かれていました。遠藤さんは自分の弱さを人に晒さないでは生きていけないのですが、それを晒してでも堂々と生きようとなさっている姿を見て、あるスタッフは、自分は自分の弱さをひたすら押し殺して、頑張れ、頑張れと自分を鼓舞してこれまでやってきた、けれども遠藤さんを前にして、そういう自分の弱さにもっと素直に向きあえばいいのだと、それの「無理」っていうものを、遠藤さんにほどいてもらった感じがするという。そのことによって遠藤さんに逆に支えてもらえた、という意味のことを書いている。そう、ケアする者とされる者との関係の反転です。

私がこの話を別の集会で紹介した時に、現場の方々から、その議論はあまり大きな声でしないでくれ、って言われたことがあります。それは、ケアの現場では、ケアにはそんないいことがあるんだから、ちょっとぐらい給料が安くても労働条件が悪くても我慢しないといけないよね、というような空気を漂わせかねない。いいかえると、介護施設などの労働条件の改善の要求が動きだしているところで、ケアにはそういう贈り物がある、ケアの現場には贈り物があるって言い方されると困るんです、と言われたことがあります。

これはすごく堪えました。自分としては手探りのなかで臨床哲学のプロジェクトをやり始めた時でしたから、何かを語りだす場所というのが、語りの中味とは別個に、政治的な意味というか位置価をもってしまわざるを得ないということを突きつけられました。現場について語るというのはそういうことなんだっていうことを思い知らされました。

技術の技術

この、自分がどこから語りだしているかということを厳しく自らに問わねばならないということとともに、もう一つ重要なことは、これは特に哲学固有のものだと思いますが、哲学は、ある言説、ある語りをどういう権利根拠があってそう言えているのか、ということについても厳しく問うということです。自分の語りが確かに何かに触れていると、そう言える根拠がどこにあるのかということです。それは、伝統的には認識論とか知識論というようなかたちで哲学者が哲学のいちばん基礎的な問いとしてきたもので、人は何を、どこまで知り得るのか、そういうことのいちばん厳しい問いが、哲学にあるということはすぐにご理解いただけるかと思います。

でも、問いはそこで止みません。語りながら自らが語りだしている場所を問う、さらには語りながらその権利根拠を同時に厳しく問う、そういう一種のメタレベルの問いが、哲学の言説にはいつも貼り付いている、つまり、哲学はそういうふうに何ごとかについて単に語るだけではなしに、語る場所、語る権利根拠、そういうものまで過剰に語るものですが、その過剰は果たして余分なものではないか、ということまでさらに問うていきます。何かを語る場所とか、語る権利根拠について問いながらも、そういう問いがじつは余分なものではないか、ということまで問うてしまう。それほど過剰に語るものだ、というところが哲学にはあります。

そういう意味で、哲学は古来、「諸学の女王」とか「基礎学」（Grundwissenschaft）とかいうふうに、あらゆる知の基礎を問うもの、知の根拠を論じる知というふうに自己規定してきました。だから、哲学者にはどこか、偉そうなところがあるというか、不遜なところがある（笑）。そういう意味では哲学は「理論中の理論」あるいは近年では「科学基礎論」などとも言われてきました。けれども、これはじつは哲学にとって、果たして幸福なことだったのかどうかというと、非常に疑問だと思います。

そういう疑問の一つに、哲学がそのように知の知、つまりは「基礎学」というふうに自己を了解するようになって、逆に、科学の営み、知というものについてその善し悪しについて語る、そういう倫理的な問いかけが背景に退いてしまったではないかということがあります。いいかえると、現代の科学あるいは科学技術と呼ばれるものは、国策とかさまざまな国際的な企業競争の中に組み込まれていて、純粋な基礎科学ですら、実験等の設備を導入するにあたっていろんなかたちで国策にかかわらざるを得ない。そういうものに対して、哲学者が何かもの言いをする、それは知のあり方としてはたしてよいことなのかどうかと問う、そういうことがだんだんなくなってきたということです。これについては、たとえばアドルノが、哲学は、そういう企業体との連携をとらないことから自分は純粋であるかのように思い込むことで、第二の営業種目に落ちぶれてしまっていると、強烈な皮肉を言ったりしています（『文学ノート』みすず書房）。つまり、そもそも何の影響力ももてていない、ということです。

いま一つの疑問はこういうことです。先に申しましたように、哲学はある言明が確実である権利根拠を厳しく問うわけですが、そのことをつねに命題の確実性、推論の精密性、体系としての整合性といった、推論過程の、思考過程の確実さというものを根拠として考えてきたわけですが、そこに私は違和感を覚えるのです。というのは、果たして哲学だけが知の、あるいは語りの、確実さというものを特権的に語り得るのか。むしろ、確実さそのものにも複数の基準というものがあるのではないか、ということです。哲学は厳密な学であろうとし、そして確実な命題を語ろうとするわけですが、市井の人はふつう、そうした厳密な命題のみを頼りに生きているわけではありません。究極の根拠（最終的根拠）が見出されなくても、人はそういう根拠とは別の確かさを携えて暮らしてきたはずです。人間の生は、必ずしも確実な知識を元手に営まれるわけではないということです。だから、哲学者がつねに究極の基礎付けを志向するのに対して、哲学外の人がたとえば哲学に求めてきたのは、世界についての一〇〇パーセント厳密な推論ではなく、たとえ完全には確定していなくても、あるいはさしあたっての議論であっても、世界について何らかの大きな見通しをつけるために、あるいは問題解決の手がかりを得るために、哲学のことばを求めるということではなかったかと思うのです。

そういう意味で、生きる上での確実さについては複数の基準がありうるということになりますと、哲学は、先ほどあげた哲学が語りだす場所への問い、次にその権利根拠への問いとは別に、さらに、哲学はいったい誰に向けて語ろうとするのか、あるいは誰から学ぼうとするのかということをも自らに問うていかなければならないことになります。

そこで思い起こされるのが、古代ギリシャ哲学が専門の田中美知太郎のこんな発言です。彼は『哲学入門』（講談社学術文庫）のなかで、哲学は、「他の専門科学をとおしてではなく、また他の専門科学のようにでもなく、哲学は哲学として、生活の実際につながりをもつ」ことが大切だと書いています。そして続いて、「そのためには、哲学の求める知も、単に知られるものについてだけ考えられる知ではなくて、知る者を医師にし、建築家につくる、ひとつの力としての知でなくてはならないでしょう」、と。つまり、医師は知識をもってるだけでは不充分なのであって、その知識を通じて医者になって初めてその知は一つの力になる。同じように哲学も一つの力にならないといけない。それを彼は、「技術の技術」というふうに呼んでいます。建築家が、あるいは医者が、自分の知を一つの技術として、力として実現する、それらの技術の基礎にある技術、だから多くの人が「知の中の知」、「知の知」だといってきたのに対して、田中は「技術の技術」だと言う。

この「技術の技術」という点に加えてもう一つ、田中が力説しているのは、哲学の知が他の知と違うのは、知の「すべてに気を配る」点にあるということです。この点に関連づけて、先の、知を使用する技術も政治のそれに通じるものであるとし、こう言っています。「何のために、何をということが、いろいろに考えあわされる、大きなつながりのうちで、人を動かし、ものを動かすこと」、それが政治の技術だというのです。哲学もまたそういう技術として、最終的な正解が見えないまま、しかも最上の確かさを求めて、思考を続けないといけない。つまり、政治の技術をふくめて、知の使用の技術としての哲学がしなければならないのは、全体にいろいろ目配りした中で、「最善の工夫をする」ということなのです。政治でいちばん大事なのは、限られた資源の中でいったい何を最優先し、何を我慢し先に送るかというその判断。そういう《価値の遠近法》をもつことが政治的思考の大事なところです。シェーラーはそれを「優先すること」と「後回しにすること」との区別として語っていますが、そういう価値的思考が必要で、要するに「最善の工夫」というふうに言ってよいかと思います。

ここでもう一人、鶴見俊輔のことばを引いておきたいと思います。若い頃の書き物に『アメリカ哲学』（講談社学術文庫）があります。鶴見さんはもちろん「臨床哲学」なる語は使っておられないのですが、昭和二〇年代に臨床哲学的な問題提起をされていたと思うのは、なぜ哲学のエクリチュールがただの論文になってしまったのか、そのことをそこで嘆いてらっしゃるんですね。哲学なんて古代から見たら、プラトンの哲学は対話劇だし、ルクレティウスの「物の性質について」は長編詩であるし、パスカルは随筆だし、アウグスティヌスは告白録だし、孔子は格言で哲学を展開している……。どうして現代の哲学はいつも「〜である」といった「じめじめ」した文章しか書けなくなったんだというのです。彼は、哲学は誰かに語りかけるものである限り、もっともっとスタイルも多様性があっていい、彼のことばでいえば、「もっとかたちの崩れた、しかしもっと気のきいた表現法」が哲学にはあるはずじゃなかったのか、ということを書かれていました。同じ本のなかで、こうも言っておられます——

「どぶんと飛び込んで具体的事物および価値の底深くにひたると共に、すぐさま空高く飛び上がって抽象原理の域にゆきつくだけの肺活量を持つ。さらに抽象原理の雲の上で長く昼寝をすることなく、また具体的事物および価値の海中にもどるだけの元気がある。この行きつ戻りつのこつを心得たものこそ、あるべき哲学者であり、水陸両棲のこの技術を人々に植えつけるものこそ、新時代の哲学教授法だ。これは新しい工夫と熟練とを要する」というふうにおっしゃっています。鶴見さんにおいてもこういう地点で「技術」ということばが出てくるんですね。

以上が、「臨床哲学」のプロジェクトに取りかかるにあたって、とても勇気づけられた大先輩のことば、二つです。

哲学のフィールドワーク

先ほども言いましたように、私たちはふだんの生活では、論証されていないこと、一〇〇パーセント確実に言えるわけではないことに、身を預けています。そしてその、論証されていないことに身を預けるということにこそ、本当の意味での智恵が必要なのだと思います。そういう意味で、日常の生活では、論証されていないものに身を預ける、あるいはその中で何かの決断をするということが、それこそ政治の場面からケアの現場まで求められるのですが、そういうことの全般にわたって、哲学がどういうふうにそれに関われるか。これが哲学の本当の意味の課題であろうと考えています。

ちょっときざなことをいいますと、先ほど、出口さんはニーズを抱えてらっしゃる方、それに寄りかかれる方っていう言い方されましたけど、私どもは全然寄りかかられておりませんでした。哲学には何にも、現場の問題を解決することを期待されていなかった。でも、私たちは求められてもいないのに、こっちから体を張りに行きました。そう、実社会での経験がまだ浅い大学院生の人たちにとってはまさに体を張りに行くことでした。看護現場だったら、看護のプロが集っている中に哲学の初学者が行って議論に加わろうとして、「あなたは何ができるの？」って言われた時、哲学研究者には、私は専門としてこれができますと言えることがない。だから本当に泣きそうな顔をして当初は通っていました。ですが、私たちは、求められてもいないのにこちらから体を張りに行く、その滑稽さの中にこそ、この国における哲学の可能性が初めてかけられているんだと、ちょっと高揚した気分でもいました。そして、そこまでやらないことには、この国の哲学ってきっと変らないだろうという、そのような確信だけを支えにこれまでやってきました。そして鶴見さんが「水陸両棲の技術」とおっしゃっていたこと、そこに必要な「工夫と熟練」を、現時点では二つ考えております。

一つはファシリテーションの技術。もう一つは哲学の発見の技術です。この二つについてお話しする前に、そもそも哲学の現場とはどこなのかということについて語っておきたいと思います。

哲学の現場はどこか、ということを考えはじめたときに、ちょうど臨床教育学会という団体にお招きをいただき、「現場」について教育学の研究者と議論する機会を得ました。臨床教育学にとって「現場」とはもちろん学校と考えられます。ところが、臨床教育学を志向している研究者の方々は、教育学の理論からして教育現場を評価する、つまり学校で実践的に取り組まれているプログラムを、教育学の観点からどういうように評価できるか、というふうに発想される。それが教育学の臨床だというふうに論じられたのですが、私はそれに強い違和を感じました。

もし教育学の臨床ということを考えるならば、教育現場に入っていって、そしてその現場を形づくっている制度とか言説、あるいは方法論といったものが、従来の教育学の言論や理論や方法論とどういう共犯関係の中で構築されてきたか、いってみればそのときの共犯性を自ら反省的に取り出して、そしてそれをもとに現場の問題、改めて現場の問題の解決に、教育学としてどうかかわれるのかを考えていくのが臨床教育学と呼ばれるべきものではないかと思います。つまり、教育現場でなされていることを、その「外」から、教育学の理論でもって評価するのではなく、その現場で実施されているさまざまの方法論とかプログラムとか、使われている言語とかが、自分たちが歴史的にやってきた教育学の同じく理論や言説と、どのような内在的な関係にあるのかを直視していかなければならないということです。

それと平行的に考えると、哲学の現場も、これまでは別の現場へ出かけることばかり念頭に置いていたのですが、じつは足下にこそそれはあったんじゃないか。つまり、哲学にあっては、もろもろの言説が生成する場所、それが第一の現場なのではないかということです。大学の教室であったり、メディア、報道のメディアの現場であったり、あるいはネット空間であったり政治空間であったりと、そういう言説が立ち上がる場所、あるいは自明のこととして共有されているような概念とか理論とかが、じつは哲学の歴史とどういう共犯関係にあるのかということです。そのことをわれわれは突き詰めないといけないんじゃないか、と思うようになりました。

社会学者の佐藤卓己さんが最近『輿論と世論』（新潮選書）という本の中で、民衆の意見には、輿論《よ》（パブリック・オピニオン）と世論《せ》（ポピュラー・センチメント）の二つがあり、ポピュラー・センチメントという民衆感情とは区別されるものとして、市民の意見をきちっと議論し集約したものがパブリック・オピニオン（輿論）であると書いています。私たちが臨床哲学のプログラムの一つとして取り組んできた哲学カフェも、今となって思えば、そうした人びとのポピュラー・センチメントをパブリック・オピニオンへと転換していく、そのようなセルフトレーニングの場所であったのではないかと捉えなおしています。そのファシリテーションに哲学研究者があたる。職業人としての哲学研究者のプロのことばは一切使わずに、人びとの議論にファシリテーターとして加わるということです。哲学カフェは当初は大阪でのみやっていたのですが、今では全国各地に多様な形で拡がっています。

さて、もう一つの「哲学の発見」ですが、私自身も若い時から、哲学の作業ということで、新しい哲学理論をどう構築するか、新しいテキスト解釈をどうなしていくかというふうに、いってみれば理論の発明ということに没頭していたのですが、鶴見さんのあの『アメリカ哲学』という本を読んで、「大事なのは哲学をくみ取ることだ」ということばと出会い、目から鱗が落ちるような思いをしました。

それを私は「哲学のフィールドワーク」と呼んでいますが、これは鶴見さんのことばにこと寄せていうと、世の中の人びとの営みの中から、あるいは歴史の中から、ことばとして語られなかった哲学を「くみ取る」、翻訳してゆく作業のことです。ちょっと意外に思われるかもしれませんが、こうした考え方はセレンディピティ（serendipity）という歴史学の考え方に近いものです。カルロ・ギンズブルグの『神話・寓意・徴候』（せりか書房）

という本の中から一箇所、引いてみたいと思います――

人は何千年もの間、狩人だった。そしていくたびも獲物を追跡するうちに、泥に刻まれた足跡や、折れた枝、糞の散らばりぐあい、一房の体毛、からまりあった羽毛、かすかに残る臭いなどから、獲物の姿や動きを推測することを学んだ。人は絹糸のように微細な痕跡を嗅ぎつけ、記録し、解釈し、分類することを憶えた。人は密林のしげみや、罠でいっぱいの林間の空き地で、こうした複雑な精神作業を一瞬のうちに行なえるようになったのである。〔……〕この探求を構成する糸は絨毯の糸にたとえることができるだろう。ここまで来ると、それが目の細かい均質な布地を作っていることが分かる。その図案に首尾一貫性があるのは、様々な方向から絨毯をながめることで確認できる、縦方向から見ると、セレンディッポ―ポ―ガボリオ―コナン・ドイルといった一連の系列がたどれる。横方向から見ると、十八世紀の初頭にディポスが、医学、絵画鑑定学、筆跡鑑定学と、信頼性が低減する順に学問を並べた事実に出くわす。また歴史的脈略をはずして斜めに見てみると犯罪者が点々と足跡を残した「雪の野原」を一所懸命たどるルコック氏の姿が現われる。彼はその「雪の野原」を「犯人の動きや足の運びだけでなく、その内奥の考えや期待や不安までもが書かれている巨大な白い一頁」にたとえたのだが、こうしたルコック氏の背後には、観相学の論文の作者や、神々が石や空に書き残した伝言を読み取ろうとするバビロニアの占い師や、新石器時代の狩人が控えているのである。

これ、うんと約めていうと、隠れたもの、見えているのに誰もうまく見えないものを発見させる。そういう「徴候を読む」視力というものです。新石器時代の狩人は道を見た時に、たとえばイノシシが何時間前に通ってどこに行ったかということをさっと見てしまう、あるいは現代、植物採取の得意な人だったら、われわれ植物に関心ない者が採取に行っても新種なんか絶対見つけられない、珍種も見つけられないのに、なぜかぱっぱっぱっと、新種を、あるいは珍種を見つけてしまう、あの視力です。十九世紀の後半、モレッリという絵画の真贋の鑑定をする人の方法論や、フロイトの症候分析、つまり言い間違いとか、失策行為などのささいなことからある精神の構造の歪みを解読していこうという試みや、それから誰も注目しないような小さな痕跡に注目してそこから謎解きをやるシャーロック・ホームズの探偵行為、それに筆跡鑑定など、些細なもののうちに何かの暗示や徴候を読み取る、そういう術をギンズブルグはセレンディピティと呼びました。

鶴見さんがいっている哲学を「くみ取る」ということもまさにそういうことで、たとえば職人さんが、あるいは医師の方が、あるいは政治家が、そのそれぞれの一種のセレンディピティっていうものをもっていて、しかも本人はそれをとくに意識することなくあたりまえのようにできている、そういう術=哲学をあらためて発見し、言語化していくこと、それが哲学のなすべきフィールドワークだと思うのです。まさにここのところで、臨床哲学と現象学が結びついてくる。私が学生時代以来ずっと取り組んできた現象学というのも、じつはセレンディピティというこの徴候知を記述する作業として捉え直すことができるのでは、と。それは phenomenology というよりphenomenography と呼ぶべきかもしれませんが。

哲学はいつ哲学か

最後に、これも最近思いついたことですが、「哲学とは何か」というよくなされる問いも、考えるというよりなみは「いつ哲学になるのか」というふうに書きなおされねばならないように思っています。ネルソン・グッドマンに『世界制作の方法』(*Ways of Worldmaking*)(ちくま学芸文庫)という本があります。その中でグッドマンは、芸術において大事な問いは、「『どのようなものが(恒久的に)芸術作品なのか』ではなくて、『あるものが芸術作品であるのはいかなる場合なのか』――あるいはもっと短く、『いつ芸術なのか』」であると書いています。例をあげると、たとえばマルセル・デュシャンの便器。その便器は芸術作品でも何でもない。けれどもデュシャンによって美術館に置かれた時に芸術作品になるとすると、同一のものがどういう場合に芸術作品になり、どういう場合に芸術作品でなくなるかという、そういう視点から論じるべきだというのです。哲学もきっとそのように問うたほうがいい。

余談になりますが、グッドマンのその発言を、あるアーティストの方に「こんなこと言ってる人がいるよ」と紹介したことがあります。その時、彼女の眼にみるみる涙がたまってきました。「どうしたの?」っていったら、彼女はちょうどその頃、お母さんの介護と子育てとが重なり、ずっとアーティストとして活動してきたのにアートに割く時間が全くなくなっていた。それで、「私、台所に立っててもアートしているっていう瞬間があったらいいんですね。料理しながらでもアートできるんですね」って言って、涙を零されました。「いつアートなのか」というこの問いは、じつはほかの学問、ほかの専門職で、自分の仕事が本当にできているのかって迷いを感じている人に、ちょっと違う視覚から自分の仕事を見つめ直す、そのような励ましの思考法にもなるんじゃないかと思いました。

思考は「いつ哲学なのか」と問うときに、思い出すことがあります。臨床哲学と従兄弟のような関係にあるのかもしれませんが、出口さんも設立発起人をなさっている「応用哲学」という研究会があります。最近、『これが応用哲学だ！』（大隅書店）という本をメンバーで出されましたが、その中で戸田山和久さんがこんな発言をしておられます。その本には、哲学者だけが専売特許的に取り扱える哲学的問題が存在するわけじゃないという意見がありましたが、戸田山さんはさらに踏み込んで、哲学に独自の思考法はない、あるのは「強度の違い」だけだと言っている。アンタンシテ intensité の違いだけだ、と。「自分たちの問題をいつもよりちょっと過剰に考えたい人たちがいる。その人々といっしょに考える、そこでの哲学的思考の「応用」の仕方もその場で試行錯誤しながらつくる」。そういう営みとして、彼は応用哲学を構想されているようです。これ、いいなあ、と思いました。

哲学に独自の思考法はない。あるのは強度の違いだけ。自分たちの問題をいつもよりちょっと過剰に考えたい人たち、彼らはその時、もう哲学し始めているんだっていう、そんな証言として読ませていただきました。とりあえずはいったん、これで終わらせていただきます。ありがとうございました。（拍手）

さまざまの質問・異論を承けて

鷲田　清一

四人の先生方、どうもありがとうございました。どれもものすごく痛いところを突かれて、それに虚を突かれたようなところもありまして、これから自分の仕事を進めていく上で多くのヒントをいただいたと感謝しております。

いただいた質問を全部はとてもこなしきれませんが、いくつか複数の方に共通する問題を二つほど取りあげて、考えを述べさせていただきたいと思います。

とくに野家さんは同じ哲学の専攻ということもあって、大まかに五つ、私の議論の軸そのものにかかわる厳しい問いをいただきました。彼と私は文章のスタイルもずいぶんちがいますし、やってきた哲学の分野もテーマも異なりますが、二十代から、現象学を交点としてなにか同志のような気持ちで歩んできたところがあります。その野家さんの質問でまず虚を突かれたのは、私は哲学の思考の特質として、自己批判というか、とくに自分の語りに対して方法的な吟味をきっちりしてどこから語り出しているのか、どんな根拠が、権利根拠があって語って

かありませんでした。

いか、いちばんそれをやってこなかったのが哲学なんじゃないか、と言われて、ここのところはさすがに唸るほ

るのかということ、その点に厳格であることが哲学のエッセンスだっていうふうに言ったのですが、反対じゃな

中でも、私が田中美知太郎さんのことばを借りて「あらゆる知に気を配る」こととしたその知の全体性を自負することと自体が逆に足枷になっていたんじゃないか、知の変容に対して足枷になってたんじゃないかという強いご指摘をいただきました。これについてはちょっと複雑な思いでおりまして、知の全体に気を配るという時の「全体」ですが、これはいわゆるトータリティっていう意味での「全体性」を考えているのではありません。トータリティ（全体性）という時に、あらゆるものを上空から俯瞰して見るとか、あるいは自分を第三者として客観的に全体を見る、というそういう全体性を考えていなくて、むしろレヴィナスが全体性に対してアンフィニ(infini)、無限として対置したものを念頭に置いています。私からすれば、われわれが世界を論じるにあたって世界の外側に立てる、その視点を、哲学者のように「超越論的」と呼ぶにしても、メタの視点とか超越論的な視点とか、外部の客観的な中立的な視点とか、そういうものは実際には不可能だと思っていますし、それからこれは出口さんがおっしゃったファンダメンタリズムの不可能性ということの根拠にもなっているんですが、そういう世界の「外」の視点というのがやはり困難であるという、そういう場所から出発しているので、「全体性」の思考はある意味、暴力的にしか機能しないと思っています。レヴィナスはそういう思考を「根源的な不敬」とさえ言っていて、それに対して無限を対置する。その時、彼もいろんな定義をしてるんですが、いわゆる数学の無限にいちばん近くって、最小のところに途方もない多くのものが現われ出ている、そういう意味での無限を考えていたと思うんですね。

私がセレンディピティに関心をもつのもまさにそこなんです。セレンディピティっていうのは、何か、全体はよく俯瞰できないのだけれども、だれもが見逃すようなごく些細な部分に、ある重要な出来事や構造の痕跡というか徴候が現われ出ている、それを掴まえる感受性のようなものを、全体に「気を配る」ということで考えています。

それからもう一つ、野家さんの質問の中で、鶴見さんのいう「水陸両棲」とは、原理と、具体的なことがらとの間の往復運動ということであって、だとしたら、現場に出かけて行くということ自体が目的なのか、それとも最終的にはそこから帰還して、ふたたび哲学の原理的な議論の構築とかそういうことに向かうのが最終目標なのか、いずれが臨床哲学の着地点なのか、というご質問でした。私はそれを、どちらでもなくって、アゴラになること。要するに、いろんな議論が交わされる場を開くことをめざしているとお答えしようかと思います。いってみれば、具体的なことがらを問題として捉えるときの前提を問う、そしてそういう問題設定というか問いの構造自体を更新していくことに、このアゴラの目的とするものがあると考えています。

ここはすごく微妙なところなんですが、臨床哲学というプロジェクトを同僚とともに始めた時に、院生諸君にとっちめられたことがあります。「先生方はいいよなあ。四十くらいまで、必死で文献研究して、納得するまでそれに取り組んだ後で、それがある程度できてから、これからはそんな文献研究ではだめだ、出かけて現場に身を置かねばって。でも、私たちはいきなりそれを求められると、大学院の間、二足の草鞋をはくことにならざるをえない。一方で、文献研究、哲学史研究をやり、他方で現場に行けって尻を叩かれる。するとどっちも中途半端になってしまう。だからそれは先生、ちょっと勝手な言い草じゃないですか？」って言われて、ずいぶん考え込みました。

でも、最近はこんなふうに考えるようにしています。二足の草鞋じゃなくって、これは市民、いろんな職業人から専業主婦まで、仕事をしている市民が、誰もが履かねばならない二足の草鞋だ、と。それは、哲学者として履かねばならない二足の草鞋ではなくて、むしろ市民としてのミッションだと思うのです。哲学カフェではそれに参加してくださった人たちがその場の議論をともに組み立てていくわけですから、みなさん市民として参加している。いろんなイベントを主催するときに、「電気の配置はおれ電気屋やしおれがやるわ」とか、事務屋さんが「消防署との交渉は私がやっときます」とかっていうことがあるのと同じで、ファシリテーションも、哲学研究のプロフェッショナルとしてたまたまその役を買うというふうに考えたらどうかと思うのです。そういう職業人としては哲学研究者もやはり持って帰るんです、問題を。持って帰って、市民の語らいの中で得たものを、これまでの思想史や哲学理論ともういちど照らし合わせて、思考を続ける。現場に行くこと自体は私はむしろ市民としての営みって考えたらいいと思っています。

それから、鈴木先生が、ある種の逆説とか矛盾ということを精神医学の根底に見ておられて、そこがまさに哲学的思考と交差する場所であるというご指摘、私もその通りだと思います。精神医学のために哲学が使えるということでもなければ、哲学にとって精神医学がいいフィールドとしてあるということでもない。そういう、一方が他方のためにというのではなく、哲学がその設問や方法論においていってみれば膠着している問題と、精神医学がその原論や治療論のなかで膠着している問題とが、じつはある地点で接続しているということが本質的なことではないかと思います。

もう一つだけ、出口さんから出された確実性の問題。それについて、情意というものが深く含まれた日常的全体性というものに言及されたのですが、これに示唆されてふと思ったのは、理解と納得との違いです。哲学では、その確実性の問題がいつも、知の確実性とか言明とか推論の確実性という次元で言われてきて、情意の確実性ってことはあまり問題とされてこなかったのですが、「腑に落ちる」というか、本当に確かなものに触れているという理解のあり方は、たんなる理解ではなく、日本語では「納得」ということばで言われてきたのではないかと思っています。が、この理解と納得の違いについて、日本の哲学者はほとんど論じてこなかった。ペレルマンの説得論とか、古代のいわゆるソフィストの説得術については、それなりに語られてきましたが。納得というのは英語の persuaded に近いかもしれませんが、出口さんがおっしゃる情意に近いところがありそうですね。だから日本語では、「あなたの言っていることは理解できるけど、納得はできない」とか「理解できないけど納得はできる」といったずれがよく口にされる。まあ、離婚調停の時なんかそうなる（笑）。

時間の制限もありますので、今はとりあえずここまでにさせていただきます。

編集部注　本応答は、シンポ当日に鷲田氏に寄せられたコメント（本書一一五～一五七ページ参照）に対してなされた氏のリプライに、本書収録にあたって改めて手を入れていただいたものです。

〈基調講演へのコメント〉

臨床哲学の現場をめぐって

野家　啓一

1　症状の背後へのまなざし――木村敏氏へのコメント

先ほどの木村先生のご講演に即しながら三つほどキーワードを取り出し、それについて、前々からうかがいたいと思っていたことを質問させていただくという形にしたいと思います。一つ目は「自己クオリティ」という概念。もう一つは「症状論的エポケー」、それから三つ目は「身体」という概念です。

最近、木村先生は以前に出された『分裂病の現象学』という本を、ちくま学芸文庫で再刊されました。というか「新編」となっていて中味が少し変わっていますが、その文庫版に今日のシンポジウムの司会をなさっている内海先生が見事な解説を書いておられます。その中で、内海先生は木村先生の臨床哲学を「他者の現象学」というふうに特徴づけています。そして、その核心部分を、木村先生の文章の「他人における現象を、一度我の自覚に映して反転せしめることによってこれを知る」という一文に求めているわけです。

つまり、現象学というのは基本的には自我の現象学であるほかないし、前に私は木村先生の著作集の解説（木村敏著作集第一巻「解説——「木村人間学」の成立現場」）の中でそれを「二人称の現象学」と呼んだことがありますが、もともとフッサールの現象学というものは一人称の現象学であり、自我の現象学であったわけですが、木村先生の場合はまさに患者を前にした臨床現場から出発することにおいて、必然的に他者の現象学であり、二人称の現象学であらざるを得ないという、哲学にとっては絶好の立ち位置にあるというふうに私は考えています。

木村先生の出発点は『自覚の精神病理』という、紀伊國屋新書の一冊として刊行された本なのですが、先ほどの先生のご講演でも「主体内部の『垂直のあいだ』が間主体的・間身体的な『水平のあいだ』を可能にする」ということばがレジュメにありました。

たぶん、「間主体的・間身体的な『水平のあいだ』」という表現は非常にイメージしやすい、わかりやすいわけですが、他方の「主体内部の『垂直のあいだ』」という表現は、先ほど木村先生が「メタノエシス」ということばで語ろうとされたことで、それが「自覚」ということにつながってくるわけです。その自覚ということ、これが、多分「水平のあいだ」と「垂直のあいだ」というイメージによって形づくられる自己のあり方のキーポイントになってくる概念かと思います。

それを「自己クオリティ」という——これは木村先生が先ほどもお話しになりましたが、ドイツ語で書かれた処女論文、「離人症の現象学」の中に出てくるわけですけれども、自覚や垂直のあいだ、メタノエシスというのは、最初の論考では「自己クオリティ」ということばによって表されていたと思います。『新編 分裂病の現象学』には、その最初のドイツ語論文の、木村先生ご自身による日本語訳がおさめられています。その中で、自己クオリティについては、自己の現存の実感、そしてこの実感ということばには、ゲヴィスハイト（Gewissheit）、確信というか確実性というか、そういうドイツ語をあてられています。

「この揺るぎない現存感」というふうにそれを言い表しておられますが、さらにそれを敷衍して、「われわれの現存感、自分の自己が存在するという実感は、ほかでもない、反省に際して得られる自己イメージが帯びるこの自己クオリティによって保証されているもののように思われる」というふうに、その論文の中で展開されています。つまり哲学、とりわけ現象学は反省、リフレクションを方法としているわけですが、通常の反省ではこの自己はとらえられない。言い換えれば、対象認知のレベルでは自己というものはとらえられない、というのが木村先生の主張でして、反省、リフレクションには二分節構造があるというわけです。一つは自己イメージ。つまり、自分が何者であるかという自己イメージを産出すること。これはわかりやすいですが、もう一つの節は、その自己イメージを媒介として、自己クオリティを認知する、というふうにおっしゃっています。

まさにこの自己クオリティこそ、自己が何であるかということの核心部分に位置するわけですが、それは今回の講演では、「感覚としての自己」というふうに言われています。この場合の感覚、というのは当然見たり聞いたり触ったりという普通の五感ではないわけです。ですから、自己クオリティ、あるいは「感覚としての自己」というのがいかなる感覚であるのか？　というのが、今回聞いてみたかったことです。つまり一つの可能性としてはセンスス・コムーニス（sensus communis）、共通感覚ですね。共通感覚といっても、コモンセンスにつながる方ではなくて、まさにアリストテレスが「De Anima」の中で論じている、五感を統合するメタ感覚というレベルでの共通感覚。そういうものとしてのこの「感覚としての自己」というものをとらえていいのかどうかということを、今回「自己クオリティ」という、先生の出発点にあった概念を改めて読ませていただいて、お聞きしてみたいと思ったわけです。

それから二番目は「症状論的エポケー」。先ほどの鈴木先生のお話にも、木村先生は症状というものを括弧に入れて、エポケーするという話が出ていました。先生が日独協会で行なった連続講義を『臨床哲学講義』(創元社)という本におまとめになりましたけれども、その中でもこの「症状論的エポケー」について語っておられます。そこから引用しますと、「私は以前から、現象学的精神病理学は、経験的な目に見えている症状についてあれこれ判断したり解釈したりすることを中止して、それに現象学のいう「判断停止」、つまり「エポケー」を行なって、その向こう側にある本源的で超越論的な出来事を、もうひとつの目でもって見てとる必要がある、と考えてきました。」

つまり、経験的な目に見えている症状をいったん括弧に入れて、エポケーする、判断停止をする。その手続きによって、その向こう側にある本源的で超越論的な出来事を、もうひとつの目で見てとる――この「もうひとつの目」というところに傍点をふって、強調されています。

ふつうなら、現象学ではエポケーした後に表れるもうひとつの目というのは純粋自我とか超越論的主観と呼ばれるわけですが、木村先生は、これはもう臨床現場においての話ですから、症状の向こう側に見えている本質的な事柄、本源的な病理現象を見ている、この「もうひとつの目」というものがいかなるものなのか、ぜひ先生の解説をお願いしたい。

これは、当然ながら精神医学者の目でもあるわけですが、単なる精神医学者の目を超えてまさにその超越論的な出来事を見てとるという意味で哲学の目でもある。そういう二重性をもった「もう一つの目」であろうと思うのですが、そのへんのことをもう少し立入ってうかがってみたいと思いました。

それから三番目は、「身体」なのですが、先ほどのご講演でも身体、つまり身ですね、これは多分、ドイツ語のケルパー（Körper）であるよりはライプ（Leib）に相当するのでしょうけども、自らの個別化を可能にする場が身体である、とうふうにおっしゃっておられました。

それと並行して、ビオスとゾーエーという対概念、ビオスの方は個体的な生命、ゾーエーの方は根源的な生命の流れということになるわけですけれども、そうすると身体というのはまさに個人を個人たらしめる、個別化の原理、個体化の原理としてはたらくものですね。だとすれば、身体というのはビオスに属するものなのか、それとも、ゾーエーに属するのか。しかし同時にゾーエーというのは、先ほど、カール・ケレーニイから来ている概念でディオニュソス的な祝祭というふうな言い方もなさっていたと思いますが、つまり身体というのはディオニュソス的な祝祭の場をかたちづくる媒体（メディア）でもあるわけです。とくにセクシュアリティ、性的な放縦とか、そういったことにはまあ、当然身体がなければセクシュアリティというものはないわけですから、そういった意味では身体というのはもう一つ深いところでディオニュソス的な要素、ゾーエーの方に結びついているとも思われるわけです。そういう、身体のもっている二重性ないしは両義性といいますか、身体とビオスとゾーエーとの関わりについてもう少しお聞きしたいと思います。

じつはこの身体について、先ほどの『自覚の精神病理』という本の中で、木村先生は次のようなことを言っておられます。先生には古証文を持出すようで申し訳ないのですが、「自分と他人とを区別しているのは単なる生命的身体ではなくて、歴史的身体でなければならないのである」と、この『自覚の精神病理』では述べられています。歴史的身体というのはもちろん西田幾多郎の概念ですが、それと生命的身体というものが対比されていました。その生命的身体というのは、多分現在であればゾーエーに属するものというふうに先生はおっしゃると思いますが、多分この『自覚の精神病理』の段階ではむしろネガティブな意味を、生命的身体というものに、単なる生物学的な身体という意味を与えられているのではないかと思います。その生命的身体と歴史的身体との区別がその後どのように、現在のビオスとゾーエーの区別とつながっているのか、あるいは切れているのか。その辺のことについて、先生のお考えをうかがえれば幸いだと思います。

それから、最後に、先ほど西田幾多郎の「個人あって経験あるにあらず、経験あって個人があるのである」という有名な『善の研究』の序文を引用されましたけれども、この場合の経験というのは明らかに、西田ですから純粋経験、ピュア・エクスペリエンス（pure experience）を意味するわけです。そうすると、この経験と個人というのが対比されているわけですが、その経験、純粋経験と個人の対比というものがゾーエーとビオスの対比につながっているのかどうか。そのあたり、さきほどの講演の最後でその点に触れられましたので、もし先生の方から説明があれば、ぜひそこのところをお聞きしたいと思っておりました。

2　臨床哲学の再審——鷲田清一氏へのコメント

鷲田さん（と「さん」づけで呼ばせて頂きます）のお話にコメントするというのは非常に難しい。私が鷲田さんの同業者なので接点がありすぎるということもあるでしょうが、鷲田さんはさきほど「論証されていないことに身をまかす」と言われましたけれども、鷲田さんのその論証されていない話に身をまかすうちに何となく説得されてしまって（笑）、うなずいてしまうというところがありまして、それが彼の巧まざる話芸ということなのか、とも思いました。それでいくつか、気になった点について、質問というよりはコメントを提示して、責めを塞ぎたいと思います。

最初に、鷲田さんは哲学することの特質として、どこから語り出しているかについて自覚的である、いわば地政学的な位置の自覚ということをおっしゃったと思います。つまり、何かについて語りながら、そう語ることの意味を同時に問う、あるいはレジュメの方では過剰に語る、というふうにおっしゃっていたでしょうか。

ただ、ぼくは、たしかにこれが哲学の特質のひとつではあるとは思いますが、それを実際に哲学がやってきたかどうかということについては非常に大きな疑問をもっています。つまり、自己遡及的に問う、メタレベルで自分自身の学問のあり方について徹底的に問うということを、むしろ哲学はこれまでやってこなかった、というか回避してきたのではないか、というふうにぼく自身は考えているのです。

どういうことかというと、自分自身の学問の立ち位置というものを明確に自覚化した思想運動としては、二〇世紀では、オリエンタリズム、ポストコロニアリズム、それからフェミニズムとジェンダー論、さらにパラダイム論などがあって、そういった動きがわれわれの学問的意識の大きな変革をもたらしたと思うんですが、これらの出発点に哲学はほとんど関わってないわけです。主にこういった問題提起をしたのは比較文学であり文化人類学であり、歴史学であり、社会学であり、科学史学であったわけですね。だから、二〇世紀におけるこうした学問の徹底的な自己吟味という反省的考察に哲学はほとんど何の貢献もしてこなかったのではないか、というのが私の率直な印象であります。

むしろ、哲学自身にはそういった作業をやりにくくさせる死角というか、盲点があるのではないか。それは逆にですね、さっき鷲田さんは哲学とは知のすべてに気を配る全体性という観点があると、あるいは価値的思考ともそれを言い換えられましたが、そういう知の全体性に目を配り、さらに気を配るという哲学の尊大な態度そのものが、哲学という学問の自己反省を困難にしている当のものではないか、と私には思えるわけです。

それで、そのためには田中美知太郎の「技術の技術」という主張を鷲田さんは取り出されて、これは大変印象的な指摘で、私も田中美知太郎の『哲学入門』を昔読んだはずなのですが気がつきませんでした。ただ、すべてに気を配る全体性ということでは、それはもうアリストテレスが『ニコマコス倫理学』でしたかで、「棟梁の知」ということばで言っている事柄です。ただ、それを知ではなく技術というふうに言い換えたところに田中美知太郎の一つの技術があるのかもしれませんが。しかしそうなると哲学というのはテオーリアではなくて、テクネーとかポイエーシスにむしろ属するような営みということになるのかどうか。そのへんについて、もし鷲田さんからのコメントがあればありがたいと思います。

それからもう一つ、やはり技術ということばを使った鶴見俊輔さんの「水陸両棲のこの技術」という表現、このところで先ほどの「論証されていないことに身をまかす」技術ということが働くのだと思いますが、鶴見俊輔は哲学の文体がある意味で制度化されていることに対して非常に批判的なまなざしを向けている。それはその通りなのですが、ただその水陸両棲といった時の水と陸は、鶴見俊輔のことばを借りれば、具体的事物と抽象原理なわけですね。ですから具体的事物と抽象原理の間を往復運動するのが水陸両棲の技術ということになるのだろうと思います。

その際、鷲田さんがこれまでずっと実践されてきた臨床哲学についていうと、つまり現場に臨むということと、そこから抽象原理を抽出、理論形成をするということと、その二つの次元のあいだの往復運動が果たして実際になされているのかどうか、ということに多少私は疑問をもっています。つまり臨床哲学の着地点は現場に臨むことそのものなのか、あるいはそこから「哲学をくみ取る」と鶴見さんが言っているわけですが、そのくみ取る方に力点があるのか。そのあたり、臨床哲学そのものの立ち位置について、これまでのご経験からちょっとお話をうかがえればというふうに思いました。

三番目に、鷲田さんは哲学のこれからの方向として、一つはファシリテーションの技術、もう一つは哲学の発見の技術という二つをあげられました。ファシリテーションの技術の方は、哲学カフェなどの実践でやっておられて、佐藤卓己さんのことばを使って、ポピュラー・センチメントからパブリック・オピニオンへ、どっちが輿《よ》論でどっちが世論《せ》だったか忘れましたが、それは私ももちろん共感をおぼえるわけですが、ファシリテーションというのはなかなか難しい作業だと思うのですね。

確かにポピュラー・センチメントを批判することは容易いのですが、佐藤さんは確か、この前あの原子力エネルギー問題について、ＤＰ（deliberative poll）という、要するに討論型世論調査で、討論の前と後で原子力に関する賛成反対の動向がどう違うかということを見る。まあ、これはある意味ではパブリック・オピニオンの形成の一つの手段だと思うのですが、ＤＰの結果が出た時に佐藤さんがコメントをしていて、これをそのまま政策に反映させることには問題があるというふうに述べているわけですね。つまり世論調査の結果、それが熟議的deliberativeであろうとなかろうと、そこからやはり政策決定までにはもう一度議会での審議とかですね、そういうことがあって初めてパブリック・オピニオンになるのであって、だから直接的にその哲学カフェなりなんなりでパブリック・オピニオンが形成されるわけではなく、その間にはワンステップ、ツーステップがはさまるんじゃないかというわけです。したがって、その意味での臨床哲学のファシリテーションへのかかわり方というか、それがどのようなものになり得るのかについて、ちょっとお話をいただければと思います。

それから、哲学の発見の技術、セレンディピティ（serendipty）、それを徴候知の記述として現象学とむすびつける、というのはまさに先ほどの講演の中でいちばん私が目を啓かれたというか、感銘を受けた部分で、まさに鷲田さんの原点回帰というべき主張だったと思いました。その、哲学の発見の視力——哲学というのは発見とはいっても、たとえばノーベル賞の山中さんのｉＰＳ細胞の発見とは違うわけですね。つまり、自然科学の場合にはあくまで未知の領域というか未知の探求なのに対して、哲学は対比していえば既知の探求、既に知っていることがらの探求です。たとえば存在とは何かとか、時間とは何かとか、アウグスティヌスではないですが、聞かれる前までは知っていたけど、聞かれたとたんわからなくなるといった事柄の探求です。ですからそのような「自明性」を問うというのがまさに哲学の役割であろうと思います。ただし、自明性を問い直すためには、ただ黙ってじっとしていれば発見できるわけではなく、そこにはある種の、まさに技術がいる。

それが、現象学の場合ではエポケーという手続きだったと考えているのですが、もう一つは、鷲田さんもぼくも選考に加わった第二八回（二〇一二年）の京都賞をガヤトリ・スピヴァクという女性哲学者が受賞しまして、その彼女が、アンラーン（unlearn）ということを言っています。これは鷲田さんも挨拶の中で引用していましたが、つまりアンラーンというのはいったん学んだことを学び捨てる、学び忘れる。だから、哲学における発見、まさに自明性を問い直すということは、そういう、いったんわれわれが身につけた自明性、それを学び捨てる、という徹底操作が必要だというふうに思いました。

しかもアンラーンということは、もっと前に鶴見俊輔さんが言っているわけですね。鶴見俊輔さんはアンラーンという概念をスピヴァクより早く提起していて、もちろんスピヴァクが鶴見俊輔を読んでいたわけじゃないのですが、鶴見さんはそれをヘレン・ケラーから学んだと書いています。だから多分、アンラーンの系譜はヘレン・ケラー、鶴見俊輔、スピヴァクと連なるのだと思いますけれども、自明性を問い直すための学び捨ての技法というか、それがもう一つ哲学には必要かなと思いました。

それから、最後に「哲学はいつ哲学なのか」という問いを鷲田さんが立てられました。大変重要な問いであろうと思うのですが、その時にマルセル・デュシャンの例をあげられたわけです。じつは私のところの社会人院生で、マルセル・デュシャンの「泉」をテーマに修士論文を書こうとしているのがいます。その彼女からの又聞きですけれども、「泉」という作品、先ほど鷲田さんはそれが美術館に置かれた瞬間に作品になる、とおっしゃいました。つまり、道ばたに捨ててあれば、誰もそれを芸術作品とは見ないわけです。それについては哲学者のアーサー・ダントーがだいぶ昔に書いた論文ですが「アート・ワールド」という論文があって、つまり作品というのはアート・ワールドに置かれた時に初めて作品としての意味と価値をもってくる、というわけです。

そのアート・ワールドというのは基本的には芸術理論の系譜とか、美術史に関する知識とか、そういう一種のインスティテューション、社会的制度、つまり美術館というのはまさにアート・ワールドを支える制度なわけですが、それによって初めて作品の意味や価値が生ずる、ということを言っています。そうすると、フィロソフィーをアート・ワールドになぞらえて、哲学的言説を成り立たせるフィロソフィー・ワールドというものがあり得るのかどうか、あるとすればそれは臨床哲学の現場とどう関わるのか。そんなことを、さきほどの鷲田さんのお話、「哲学はいつ哲学なのか」という問いを聞きながら考えたのですが、それについて何かコメントがあればうかがえればと思います。

〈基調講演へのコメント〉

精神医学と哲学が並んで問いを立てる時……

鈴木　國文

はじめに——臨床と哲学について

まず、「臨床哲学」という言葉について考えたことを手短に書いておこうと思う。

学際的な試みはとても重要だと思うし、今日、学問の枠組みは大きな変換を迫られているのだから、あらゆる可能性が追求されるべきなのは論を俟たない。私自身、学際的交流を必須の事柄と考え、実践もしてきたが、しかし、学際的試みから新しい学問領域が生まれることはまずないと考えている。だから、「臨床哲学」というこのシンポジウムの意図が、相互の視点の確認にあるとすれば、その意図を理解することはできるのだが、臨床哲学という学問の模索にあるとすると、それは、かなり疑問だと言わざるをえない。新しい学問領域が生まれるとすれば、それは、新しい方法論がこれまでの学問領域とは別のところで生まれた時、ということになるのだろう。学問としての臨床医学と哲学とは、むしろ少し距離を置くことによってこそ、相互が生きると思えてならないのである。

木村理論が解らなくなるところ

さて、木村先生のご講演に対するコメントなので、まず、一点、先生のお仕事の重要な前提に関わることからお訊きしておきたいと思う。「症状は、それ自身が病気ではない」というテーゼについてである。風邪の咳や熱は風邪という病気そのものではなく、単にその症状であり、場合によっては病気に対する抵抗である。治さなくてはならないのは症状ではなくて病気の方だ、ということ、このことは全ての病気について言えることで、臨床医学にとって基本的な事柄である。精神医学においてもおそらくこれは真理だと思う。確かに、精神病の本質は症状とは別の次元にあると考えるべき、という指摘に無理はない。しかし、木村先生が言う統合失調症の本質、あるいは気分障害の本質、臨床的にとらえられたものを哲学的に見ていくことで見えてくる本質が、症状というレベルで、日常、精神科医が見ているものとどのように異なるのか、時々解らなくなるというのが私の率直な印象である。と言うのは、私は、精神医学においては、客観的な症状などというものも、その人の生活史の全体と切り離すことのできる症状というものもないのではないかと考えているからである。

たとえば、私の患者さんに次のような人がいる。発症後すでに三十五年、私が診るようになってすでに二十五年ほどの患者である。自分は「皇室の子」であり、「月々、何億円というお金が病院に振り込まれている」という、よくある妄想を繰り返し語っている人である。ただ、この人は、二十五年ほどの長い診療過程の中で二回だけ、自身の人生が次のような構造をもっていると語ったことがある。「どこかに自分の墓があって、その中に自分の歴史のすべてが書かれている巻物のようなものがある。そしてそこに書かれている人生を自分は生きているのだと思う」と言うのである。二回だけであるが、八年ほど間をおいてほぼ同じ言い方をしている。自分の生きる人生がどこかにすでに書かれているというこの言葉は、私には、この病気の本質をそのまま語っているように思われてならない。自分が体験する前に、自分の体験が決まっているという背理的な時間性はこの病気と付き合う時、しばしば出会うものである。そして、この背理的な時間性と「皇室の子」という陳腐な妄想とは、本質的な関係をもっていると思われてならない。この背理的な時間性は、木村先生がおっしゃる「自己の自己性の成立不全」という統合失調症の本質的事態の「直接的な現れ」であるようにも思われるのである。いま、「直接的な現れ」と書いたが、ときに、統合失調症の患者は、こうした時間体験を直接的に生き、それについて語る。症状が二階にあって、こうした時間性が一階にあるということでは、ないように思うのである。

もちろん、木村先生なら、そういうことを言う患者がいることは当たり前で、ご自身が症状と本質とを分けているのは、そういうこととはまったく関係がない、とおっしゃるのだろう。しかし、私は、むしろ患者が語ることを、症状という言葉でとらえることの方に疑問を感じるのである。私は、精神病理学に、内科学で言われる「症状」はなく、患者の体験の語りがあるだけだと考えている。

時間と体験

木村先生の「自己の自己性の成立」という考え方は基本的に時間論であると考えられるので、私自身の考え方の中で時間論に当たるものがないかと考えてみた。そして、もう、すでに二十年以上昔、『境界例の精神病理』(1)というワークショップの企画で木村先生とご一緒した折に、私が考えたドッキリカメラのたとえ話を思い出した。

ある人Aの前で何らかの事件が起きる。Aはこれに対し様々な思いを抱き、対処しようと様々に動く、そしてAが相当困り果てたところで「これはドッキリカメラです」と明かされる。Aは驚き、照れ、それでも結局テレビ局の人と笑ってカメラに収まるというあの古いテレビ番組である。図1はこの状況を表したものである。私がこのドッキリカメラに仕掛けられるとする。図1では、m_0は始めの事件を前にしたときの私、a_0はこの時私が関わっている他者である。m_1はドッキリカメラであることが明かされ、驚き、照れ、テレビ番組という新しい状況の中に置かれた私、a_1は新しい状況の中の他者である。当時のワークショップの中で私はm_0とm_1どちらが真実を前にしているか、という問いを立てて、ドッキリカメラであるならm_0の方が真実を前にしていると言って納得はいくけれども、他者というものは常に嘘をつくもの、嘘をつこうという意図のあるなしにかかわらず、ともかく嘘をつくものであるから、これはどちらが真実というようなものではなく、むしろ時間論なのだという議論に持ち込んだ。そして、人間の体験は、他者に関するこうした判断を繰り返し重ねて、玉ねぎの皮のように成り立っているものだと論じ、図2のような図をかいて、これを現実の諸層と名付け、次のような仮説を立てた。正常であるとは、ドッキリカメラであることが明かされた時、その人がある

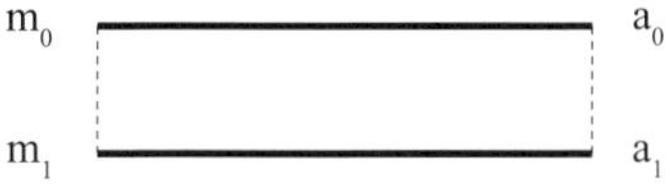

図1　ドッキリカメラのこと

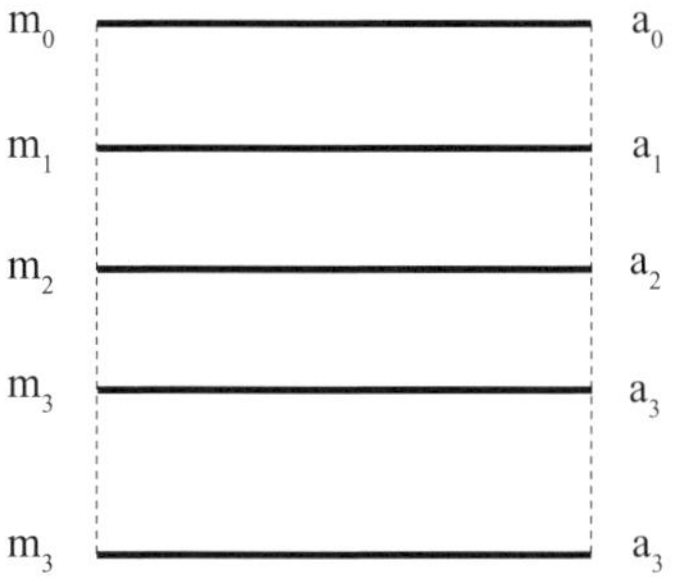

図2

程度の時間のうちに、自然の驚きと照れを見せ、結局は他者と一緒に笑うことができる、もっと正確にいえば、多くの人と一緒に笑うことができるということである。それに対して、境界例の人はいつまでも驚き続けていたり、怒りを消すことができなかったり、笑うこともなく新たな現実に適応したり、ともかくそこで自然さを失う。一方、統合失調症の患者は、この変化に対し無関心なままでいて、むしろ周囲を驚かす、というものである。細かい説明は省く。もちろん、これは比喩であって、実際にひとりひとりの患者さんがどう反応するかということは、また別の問題である。これを他者とともに自然に乗り越えることができるということは、木村先生の合奏における契機と関わりがあるかもしれない。あるいは「空気」というようなこととも関わりがあるだろう。図3は、この時間の図に、始まりと終局点を加えたものである。

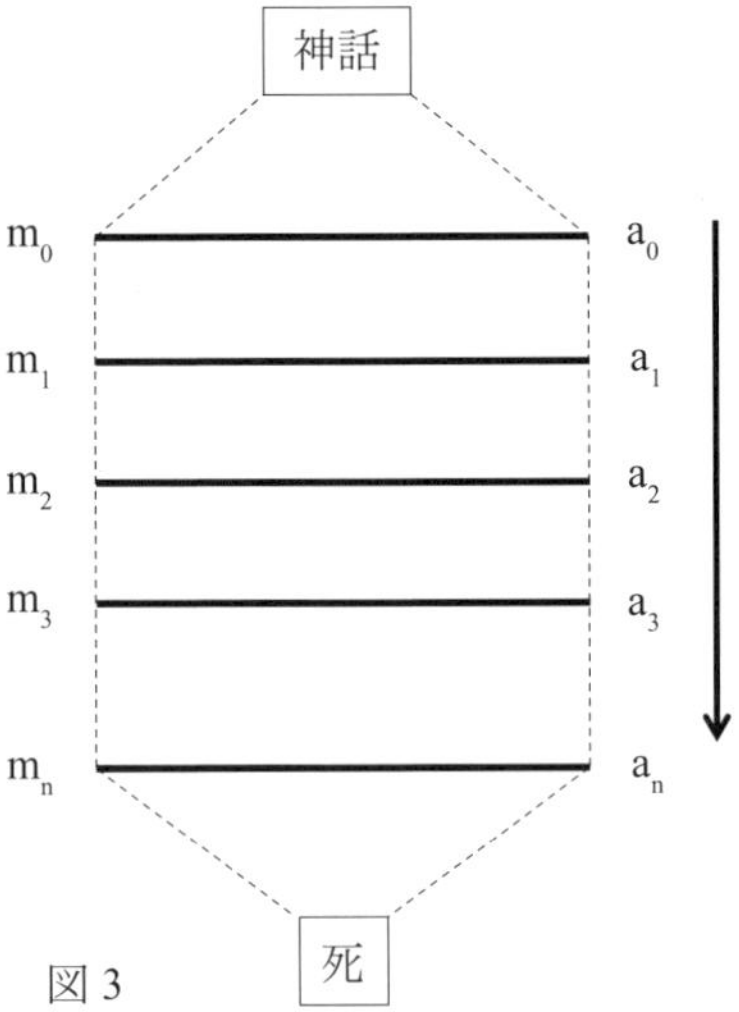

図3

現実の諸相の彼方には、死があり、現実が生成される以前、私というものの生成の部分に神話の次元がある。

自己は、神話と死の間を「他者に対する判断」で埋めて、現実の諸層を生き抜いている。m_1のところにいる時に、m_2、m_3、a_2、a_3のことばかり考える、つまり新しい現実の兆候ばかりを追う癖のある人もいれば、m_0とか、a_0の現実、今まで蓄積してきた現実のことばかりを考えて生きる傾向の人もいる。アンテ・フェストゥム、ポスト・フェストゥムというものを私はそんな風に考えている。さらに言うなら、この図3で神話と死という言葉で表しているものは、木村先生の言葉でゾーエーという言葉で表されていることと関わりがあると考えている。

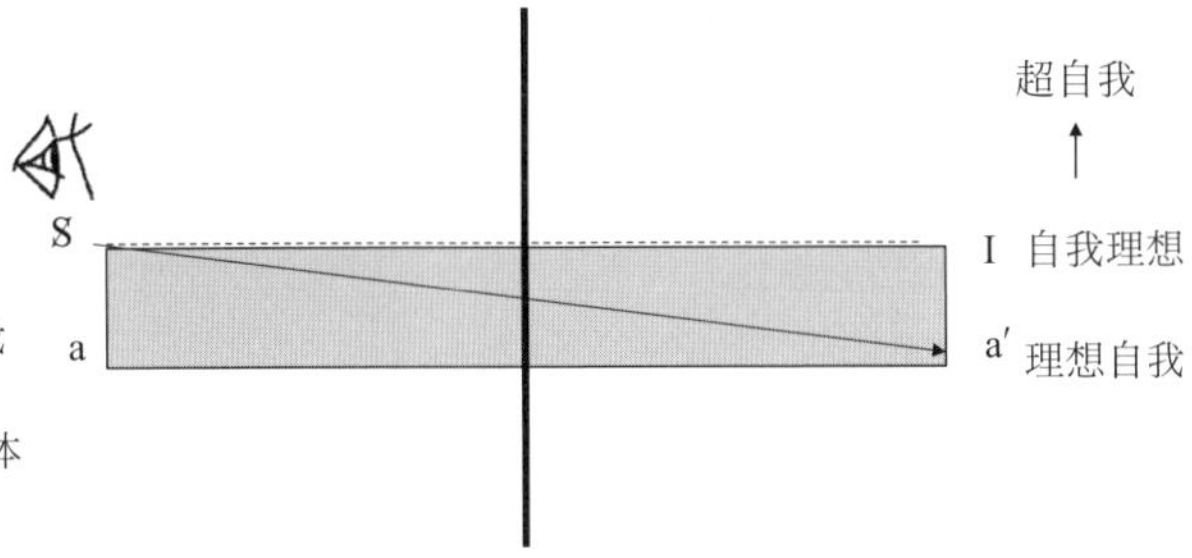

図4　　A　鏡、大文字の他者

ラカン理論に寄せて

実は、私はこの図1から図3を、ラカンの鏡像段階の理論との関連で考えている。現実の諸層のめくれ返りとは、自我aと他者a′の次元と、傍線を引かれた主体Sと自我理想Iの次元との間のズレ、図4でa−a′で表される関係とS−Iで表される関係との開きとして考えているのである。さらに、先の現実の諸層の図は、ラカンがシェーマLを変形させて作ったシェーマR[2]（図5）と重ねて捉えることができる。a−a′とS−Iでつくられる四角（シェーマRではm−iとI−Mがつくる台形）、この長方形が四隅を象徴的なものと想像的なものに支えられて、長方形としての形を成すことが健康と言われる精神の生活にとって、さしあたり重要なのであろう。この長方形は未来に引っ張られたり、過去に引っ張られたりしながら、現実の裂け目を隠ぺいし、覆っているのである。シェーマRでSは欲望の主体、Aは大文字の他者、言語の体系である。SとAは、先の図3で神話と死という言葉で表したものに当たる。

ここまで書いてしまったので、木村先生がラカンはお好きではないということを承知した上で、敢えてもう少し書いてしまおうと思う。シェーマRが出てくるラカンの論文『精神病のあらゆる可能な治療に対する前提的問題について[2]』に、シェーマIという図も出てくる（図6）。このシェーマIは、シェーマRから、

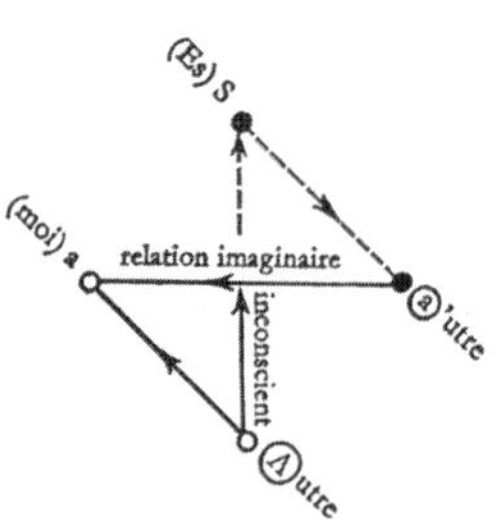

Schéma L

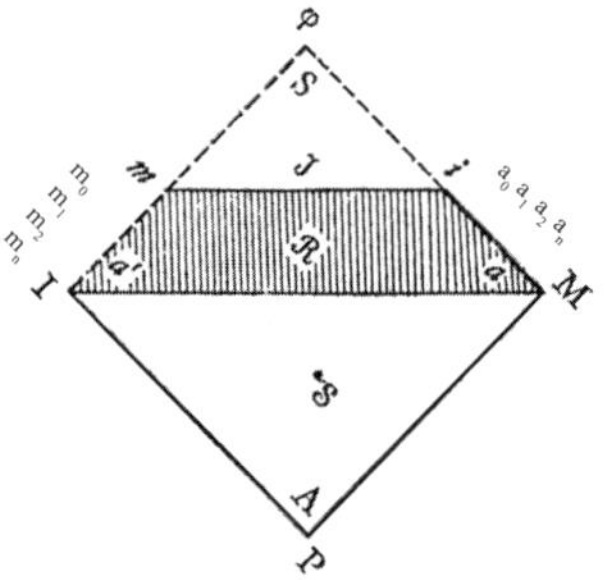

Schéma R

図5

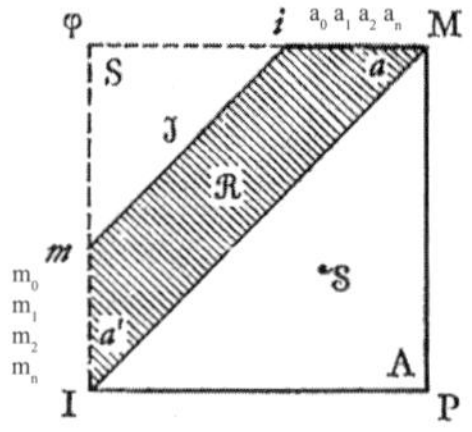

Schéma R

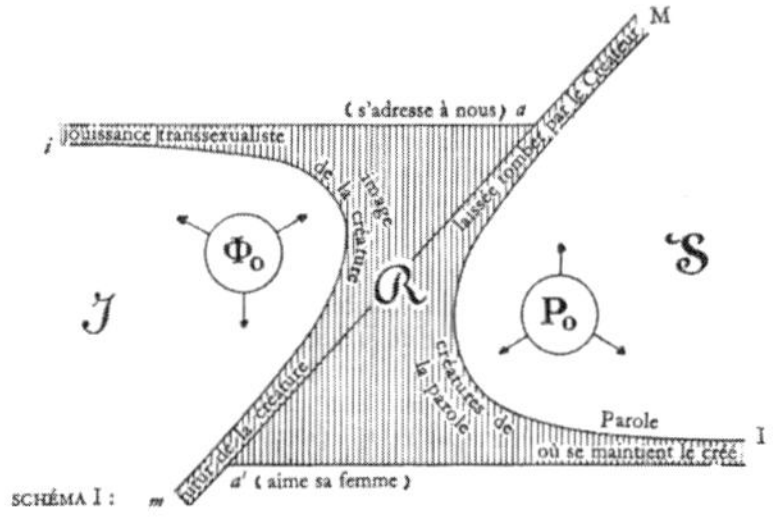

Schéma I

図6

現実の長方形（m－i－M－I）が崩れたものとして想定されている。この図は精神病状態を表すものであるが、この図の解釈は多様で、実は、私自身それほどよく解っているわけではない。ただ、ラカンは、このMとmを結ぶ斜めの軸に妄想というものが現れ、そしてΦ_0、P_0が押し込んでいるあたり、現実界の裂け目の淵のあたりに幻覚が現れる、という説明をしている。

　こうしたことに言及するのは、木村先生の「直接性の病理」という提言、intra-festum の問題は、先ほどのシェーマRよりはこのシェーマIに当てはめて考える方が解りやすいと思われるからである。つまり、ante-festum、あるいは post-festum といった時間的なあり方は、こうした現実の長方形の崩れ、intra-festum 的な破綻を覆うものとして現れると考えることができるのである。

しかし、いずれにせよ、患者の語る「症状」の次元とそうした本質の次元は、そのつながりを論じてこそ臨床に役立つ、と私は考えている。

症状と本質は二階と一階か

冒頭の問題に戻ろう。症状とその本質とは二階と一階のような、次元の違うものとしてあるのではなく、むしろ、私は、精神医学の臨床的営みにとっては、そこにある関係こそが重要なのではないかと考えている。木村先生は、だからこそ、そこを分けているのだとおっしゃるのかもしれない。もちろん、分けてから両者の関係を問うのであれば、それはそれでいい。重要なのは本質の方だ、と言ってしまうことに疑問をもつのだ。

実は、哲学と臨床も一階と二階のようなものではなく、同じことを違う原理で見ているのではないか、と私は考えている。そして、だからこそ、臨床と哲学の二つは、分けておきたいと考える。そして、その二つの関係を問いたいと考えているのだ。

鷲田先生へのコメントに移ろう。

他者の声を聴くこと

鷲田先生には、『「聴く」ことの力』[3]を読んで深く感動したということをまずお伝えしておきたいと思う。私たち精神科医こそが考えなくてはならなかったこと、つまり、人の言葉を聴くということの核にある原理的問題について、透徹した思考で追い続けておられることに、強く心を動かされたことを、まず、お伝えしておきたい。聴くことの側から哲学を追求したこのご著書の中に「生かされることとたえず死ぬこととのこうした交差のなかで、個としての〈わたし〉は生まれ、消える」とあり、そして「生かされてあることと死ぬこととのこうした交差は、言明において『わたし』によって指示されているこの〈わたし〉と、この言明の主語としてのこの『わたし』との差異を隠蔽することとして、つねにそれを跨ぎ越すかたちであらわれるものでもある」と書かれている。先生のこの記述は、私が、木村先生へのコメントの中で触れた「S」と「自我」とのズレという話と呼応するもののように思われる。

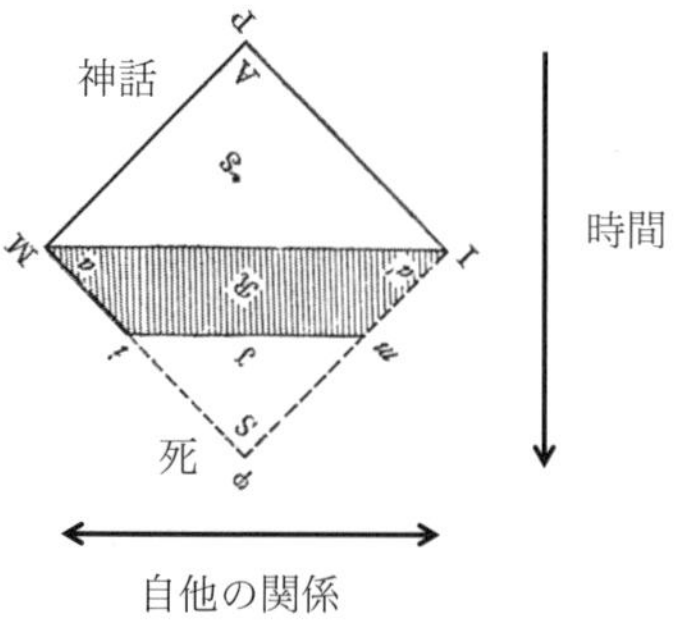

図 7

先ほど私は、このズレのことを時間論との関連で書いた。ここからは、他者との関係、つまり、「他者の声を聴くこと」と「主体の成立」との関わりとの関連でこのズレについて考えたいと思う。図7の縦軸に時間が含意されるとすれば、横軸には、他者との関係が含意されているのである。

他者の声と精神療法

メスメルの磁気治療についてはは詳しくご存知の方も多いだろう。メスメルはピネルより10年年長、フランス革命の頃の人である。メスメルの動物磁気による治療はアカデミーの調査委員会によってその科学性を否定されたが、それでも、磁気治療や催眠治療が、十九世紀、そして形を変えて今日まで、精神科の治療技法に大きな影響を与えてきたこともまたよく知られている。メスメルは、患者が多くなるにつれ、磁気治療にバケと呼ばれる桶を使うようになっていった。バケの中には水が入れられ、そこから管が出ていて、その管に患者さんは触れている。メスメルが患者さんに触れると、患者は、主に痙攣をおこすということを経て、さまざまな症状、麻痺、痛み、感覚器の機能不全などから解放されるのである。これは一種の催眠治療である。

このバケからの連想もあって、私は精神療法を考える時、人の精神を水の入ったバケツのようなものとして思い描くことがある。バケツの底に小さな穴があいていて、その穴から水がポチョン、ポチョンと落ちている、精神をそんなものと考えるのである。このポチョン、ポチョンと水の落ちる感覚に気づくとその人に「不安」が現れる。忘れていれば「不安」はない。では、気づかずに不安がないのが健康かというとどうもそうでもない。思春期に何の不安もないとしたら、その人はどこかおかしいし、第一、そのような人はあまり魅力がない。あるいは、ある種の病態、例えば身体表現性障害や解離性障害などでは、起きている事柄に比して「不安」がないのがむしろ特徴と言われている。

穴から水が落ちるこの感覚は、精神療法では様々に扱われる。大きく分けて、精神療法には「大丈夫、穴はあいていないよ」と、この穴から目を遠ざけるよう導く精神療法と、「よく見なさい、穴があいているでしょう」と、ある種の洞察を求める精神療法とがある。支持的（supportive）に接する「癒し」と言われるような精神療法はもちろん前者に属しているが、それに加え、「こうしなさい」と明確に指示を与える指示的（directive）な精神療法、一部の認知療法も前者に属している。それに対し、連想によって強い不安を導く精神分析などは後者に属している。これは、どちらが正しいとか、どちらが効くとか、単純に比較ができる対置ではない。前者はいわば建設的で前向きな精神療法、後者は、自我の底を抜く治療法、歴史を扱うという意味で後ろ向きの精神療法ということになる。催眠とか洗脳の場合には、この穴を通して、他者の言葉が「自我をとばして自我理想の位置に入る」という仕方で、この構造が機能することになる。この「自我をとばす」という言い方は『集団心理学と自我分析[4]』における Freud の表現である。

このバケツの穴は存在にあいた穴のようなものである。私は、これについて、上述した「ズレ」、人間の存在におけるいくつかのズレと関わるものと考えている[5]。このズレゆえに、何ものかに対する「気遣い（le souci, die Sorge)」が浮かぶ。おそらく、ラカンならここで「Che Vuoi?（汝、なにを欲するのか）」という言葉を挙げるだろう。この「Che Vuoi?（汝、なにを欲するのか）」に〈他者〉から何の返答もないことで、主体はむしろ〈他者〉の「Che Vuoi?（汝、なにを欲するのか）」という声を聞く。こうして、〈他者〉に応じて「欲望の主体」としての「わたし」が生じるのである。これは、鷺田先生が述べておられる、他者の声を聴くことが「わたし」の成立と同時、あるいはそれに先行しているということと大いに関係があると思われる。

他者の声を聴くことと近代

ここで、話を飛躍させることを許してもらい、次のような推測的な仮説を挙げておこうと思う。つまり、このズレが、我々人間にとって大きな困難をもたらすようになったのは、自由、合理性などを人々が自身の手に持つようになった時、近代という装置の成立以降だったと考えることができないか、という点である。少なくとも、このズレの自覚と近代とが強く関係していることは間違いないだろう。精神の機能そのものが、弁証法的なものでしかあり得ないこと、弁証法的視点なくして、精神というものは考えられないこと、私と他者、自由と規制、そしてまた正常と異常、いずれもが弁証法的な関係にあること、近代とは、そのことを自覚的にとらえた時代であったと言ってもいい。そして、こうした自覚的なあり方によって、近代という装置は一方で進歩という爆発的な動きをもたらし、他方で特有の困難をもたらしたのではないかと、私は考えるのである(5)。

精神医学がその学の対象として精神障害の患者を見いだし、また精神障害という概念を作り出す時代、すなわち十八世紀の終わりは、ちょうど近代がその頂点、あるいはプラトーに達し、近代のほつれを見せ始めるのと同期している。フーコー(6)が指摘しているように、精神医学が生まれたのは、近代がその諸原理の発見によって沸き立っていた時代ではなく、むしろ、近代のある種のほつれが露呈し始める時代なのである。

精神医学が置かれた矛盾した立場

図8はこの二二〇年ほどを表にしたものである。幾人かの人々の生没年を示し、生きた時代を線分で示してあ

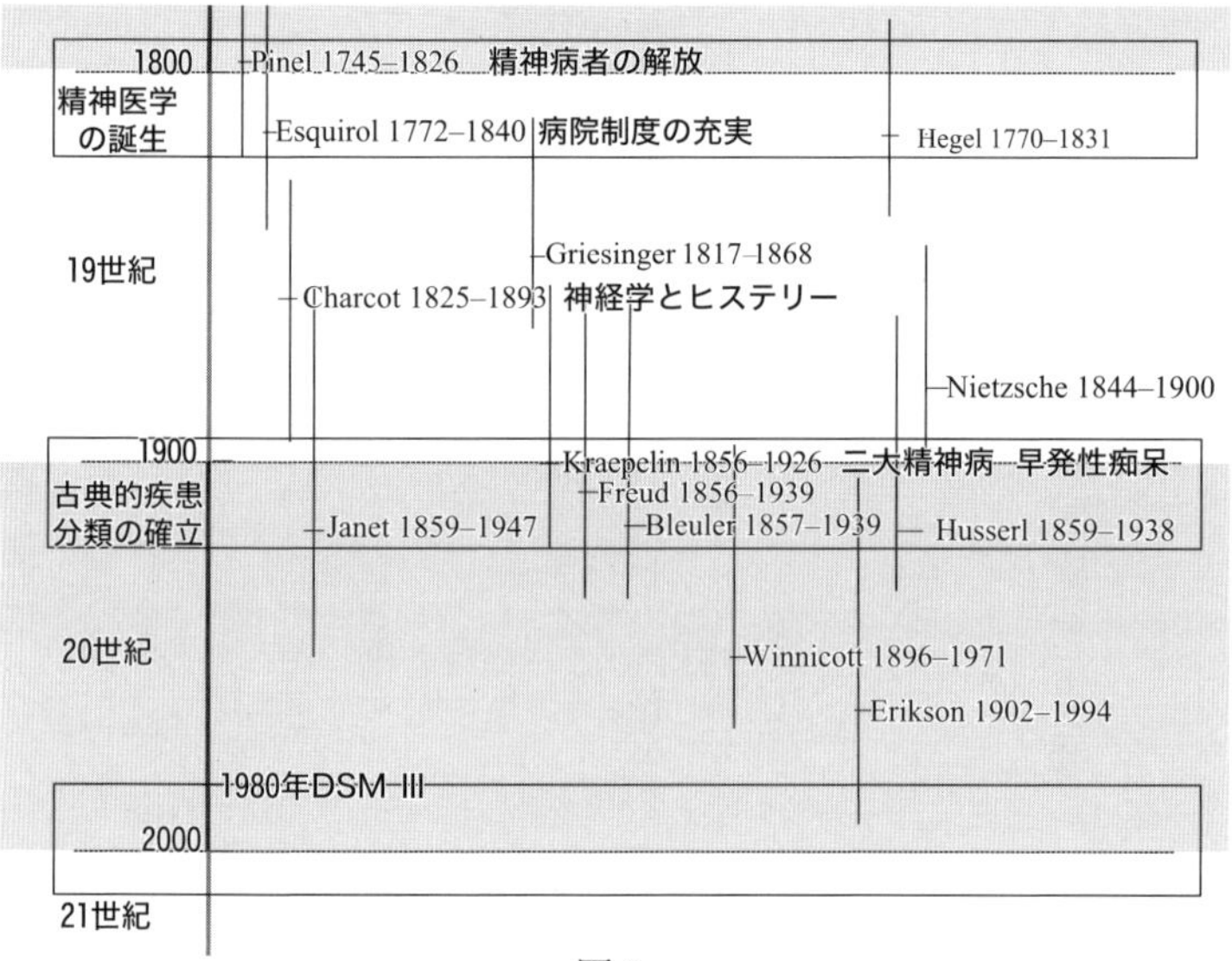

図8

る。ヘーゲル（一七七〇〜一八三一）は、ピネルの二十五歳下、エスキロール（一七七二〜一八四〇）の二歳上に当たる。統合失調症の概念化や神経症が疾患として成立するのは、精神医学が誕生する十八世紀末葉からなお一〇〇年ほど経た一九〇〇年前後の時期、ニーチェよりも後、戦争の世紀へと突入する時期である。精神医学は遅れてやってきて、近代の裏面、困難に呼応して現れながら、この困難の一部を疾患として囲い込んだのである。私は、精神医学固有のアポリアのひとつはそこにあると考えている[5]。近代に特有の困難の自覚の上に現れながら、進歩の担い手という役回りを引き受けているという点である。

精神医療はこの時期、大きく二つの事態を医療化した。ひとつは内因性の精神病、すなわち統合失調症と躁うつ病である。もうひとつは神経症である。病気のアドレスを二つ作ったと考えていいだろう。しかし、神経症は病気と正常との境目が明確ではなく、疾患単位として確立できないままできた。精神医学は神経症を文化の方に返したり、医学の中に入れたりしながら、行ったり来たりしてきたのである。

統合失調症、および躁うつ病という内因性の精神病の方はどうだったのだろうか。これは医学の中に明確な位置を占めたかに見えるが、しかし、統合失調症についてもうつ病についても、軽症化とかすそ野の拡大のような形で、正常との境が曖昧になるということが今日起こりつつある。つまり、内因性精神病についても、精神医学においては、病態の異常さを追求していくとそれが正常な営みとどこか繋がっている、あるいは異常と見えた現象が正常な営みを支える本質部分であるというようなことが往々にしてあるのである。最近、木村先生たちが訳されたブランケンブルクの論文集の中に「精神医学における弁証法的診方はどれほどの射程をもつか」という論文[7]があるが、この論文ではそうした問題が丁寧に扱われ、そこから精神療法の可能性という問題にまで論が進められている。

おわりに——再び、臨床と哲学について

さて、「臨床哲学」という言葉である。私には、この言葉は、精神医学がもつこうした矛盾点、逆にいえばその可能性を見えるようにもすれば、見えなくもする、両刃の刃という面があるように思えるのである。問題は「医療化」という点にあるのだと思う。「医学」は疾患に戦いを挑む知の体系である。そして、哲学は、おそらく、その知の体系がどのような知であるかを教えてくれるはずのものである。

精神病理学が哲学であるのは、精神病理現象が正常な精神の営みを照らし出す限りにおいて、あるいは精神の病理学的事態が、正常の精神の営みの根底を支えるものであるという逆説的な事態に依存して、なのではないか。それに対して、哲学が臨床であるのは、どのようにして可能なのだろうか。臨床に応用できる哲学として、臨床

的に、ということは規範的に、正常へと復させる技法として、哲学の何かを機能させることによってなのだろうか。そうだとすると、精神病理学と哲学とは、その本来の役回りを入れ替えてみた、ということになってしまう。おそらく、必要なのは、むしろ、二つの知がともに、精神医学固有のアポリア、精神の治療という技術がもつ固有の困難を照らし出し、正常と異常との弁証法的運動に自覚的な視点をもつことなのではないかと思う。そうして初めて、哲学の側からの臨床哲学と精神病理学の側からの臨床哲学がひとつの共通の視点をもち、何らかの精神療法的接近に対する通路が見いだされるように思われるのである。

それは、おそらく、精神の否定性、異常性を、成長、あるいは別の水準への移行過程としてとらえ直すような視点である。先に、底を抜く形で進む精神分析ということを書いたが、私は、精神分析の考え方には、そうした視点の可能性が秘められていると考えている。

参考文献

（1）鈴木國文「現実の諸層、現実の彼方——境界例の訴える困惑を巡って」村上靖彦編『境界例の精神病理』所収、弘文堂、一九八八年、四五－七〇頁

（2）Lacan, J., "D'une question préliminaire à tout traitement possible de la psychose". In *la Psychanalyse* vol. 4. 1958.（佐々木孝次訳「精神病のあらゆる可能な治療に対する前提的な問題について」『エクリ Ⅱ』弘文堂、一九七七年、二八九－三五八頁）

（3）鷲田清一『「聴く」ことの力——臨床哲学試論』ＴＢＳブリタニカ、一九九九年

（4）Freud, Sigmund, *Massenpsychologie und Ich-Analyse*, 1921, G. W. XIII.（藤野寛訳「集団心理学と自我分析」『フロイ

ト全集17』岩波書店、二〇〇六年、一二七—一三三頁）

（5）鈴木國文『同時代の精神病理——ポリフォニーとしてのモダンをどう生きるか』中山書店、二〇一四年

（6）Foucault, Michel., *Histoire de la folie à l'âge classique*, Gallimard, Paris, 1972.（田村俶訳『狂気の歴史——古典主義時代における』新潮社、一九七五年）

（7）Blankenburg, W., "Wie weit reicht die dilektische Betrachtungsweise in der Psychiatrie", *Zeitschrift für Klinische Psychologie und Psychotherapie*, 29 (1), 45–66, Hogrefe Verlag, Göttingen, 1981, (in Heinze, M. ed., *Psychopathologie des unscheinbaren, Ausgewärlte Aufsätze*, Parodos Verlag, Berlin, 2007. 木村敏・生田孝監訳、小林敏明・鈴木茂・渡邉俊之・和田信訳『目立たぬ者の精神病理』みすず書房、二〇一二年）

〈基調講演へのコメント〉

臨床の哲学と哲学の臨床
——何処から語っているかについて敏感であること

兼本 浩祐

1 臨床の哲学——多分脳がつくる表象の隙間を埋めるのはメタノエシスなのだろうけれど統合失調症的結び方というレジリアンスはあるのだろうか

「神様に恋しているから、瞬きしても世界が終わらない」。これはishというペンネームの人がホームページに書いている美しい一節です。私はこの一節を大変気に入っているのですが、それはこの一節が、私たちの瞬間々々の一つひとつというのは、神の恩寵でもなければ、自然な状態ではばらばらになるようにできていて、そのまま一続きになっているということがけっして自明なことではない、そしてそれを一続きの私につなげるのは祈りのような何事かによって逆転が起こる一種の奇跡なのだと、そういう感覚を表していると読めて、それで大変にこのことばが好きなのだと思います。キルケゴールの話が木村先生から出ましたが、私は高校生の時に『死に至る病』を読んで、何か立派な人間になるためには最後まできちんと絶望しなければならないと思いつめたことがありました。つまりは通常私たちが何か漠然とそれに寄りかかって暮らしている根拠関係は現存在の迷妄であって、まずはその迷妄を完膚なきまでに破壊すれば人本来の寄る辺なさというか、無根拠性というかそういうものがあらわになるはずで、そうやって絶望して初めて逆説としての根拠関係への道が開けると、かいつまんで言うとそういうようにキルケゴールを私は当時読んでいました。それが誤読であるとしても現在に至るまでこの感覚は私の基本的な情緒となっています。

エーデルマンという脳科学をやっている人が、『脳は空より広いか』という本を出しているのですが、その本では、最新の脳科学の学説を突き詰めていくと、私という現象は瞬間々々へと解体されてしまって、瞬間同士を結びつける結び目というのは、脳科学の側からは実際には演繹することができないということを言っています。つまり私という現象は脳科学の側から追求していくとある種の欠如態、ある種の陰画としてしか描出されない可能性がある。エーデルマンは、浮かんでは消える泡沫のような私という現象はあくまでも実体（ここではニューロンの再入力を指していますが）の影に過ぎないのであって、実体の方は持続しているが、影の方は途切れ途切れに明滅するものとして描き出しています。つまりこうして明滅している私という現象を一続きに結ぶものは何かといった議論は余分なことで、実際にはとりあわなくても大丈夫なものではないか、基本的にはそこではそのように考えられているわけです。

いずれにしましても、私という現象のイメージは、先ほど私には木村先生のお話が大変美しく聞こえたのですが、ものと私たちが出会った時に閃光のようにその時その時ばらばらに浮かび上がる私という現象、つまり、木村先生の表現に従えば、ものと出会った時に潜勢的なものがその都度現勢的なものになるそういう瞬間を結ぶ作用というところにあると思うのでありまして、ベルグソンがいっている記憶というのはまさにそういうものとして描かれているのだと思います。

つまり、その時にものというのはあくまでも一つの器であって、脳という器の側だけをどういうふうに探究しても私という現象は、そこからは構造的に論及され尽せないようになっているのではないか。この議論は当否は別にして精神病理学の中の核心的な問いかけの一つとして残しておかなければならないように思えるのですが、今や精神病理学はしばしば脳科学との融合に対して十分な吟味も無しにあまりに性急すぎはしまいか、あるいは一見脳科学におもねるようにさえみえる場面が目に付きすぎるのではないかという印象を私は受けております。

木村先生の先ほどの〈ゾーエー〉生命の議論は、ベルグソンの記憶の議論と同じように、私という現象が脳をはみ出したところからの議論を抜きにしては成立しないのではないかということを留保なく語っているという明晰さにおいて、世紀の変わり目以降の精神医学の急展開の中で——精神医学の情勢というのはもちろんご存知ない方も多かろうとは思いますが——以前よりさらに重要性を増しているのではないか。そういうふうに今木村先生のことを私は思っております。一つの、何といいますか、北極星というわけではないのですが、そういう一つの目印のように木村先生がいていただくということは、今の精神医学の現状の中でその重要性が以前にも増して出てきているのではないかとそういうふうに思っています。

機械論の文脈からいうのであれば、たとえばオートポイエーシスの議論というのはある地点までは、木村先生のゾーエーとビオスの議論を参照枠にするとずいぶんわかりやすくなると思います。生命の実体はものの側ではなくて働きの方にあるのだというのが、マラトゥーナの生命の定義ですから、それは木村先生のゾーエーと非常によく符牒があっています。決定的な違いは、マラトゥーナのオートポイエーシスの議論はあくまで、たとえば意識を題材にした場合にはニューロンからどのようにして意識が立ち上がってくるのかという機械論の枠組みの中での議論であって、だからオートポイエティック・マシーンという言い方がなされるわけです。しかしたとえば身体と生命の関係という点ではオートポイエーシスの議論はずいぶん明晰ですが、ニューロンから意識への立ち上がりに関してはその明晰さには陰りが出てくるようにも思えます。おそらくは木村先生的議論でいうならば、ゾーエーがメタノエシスと不可分な形で構成されていることとそのことは関連しているように思えるのですが、木村先生のゾーエーの議論に立ち入ることはここではやめておきたいと思います。

こうした議論を背景とした上で、木村先生に一つお聞きしたいことがあります。これは先ほどの出口先生の議論と本質的には重なる議論だと思うのですけれど、統合失調症という有り方を、先ほどの出口先生の議論のように一つの人間の存在可能性として考えるのか、というそういうことです。

もう少しいいますと、ヤスパースの了解の議論を耳にタコでうんざりされるとは思うのですが、やはりここで蒸し返しておく必要があるかと思うわけです。ヤスパースの了解可能ということを経験的な次元であるとすると、統合失調症で問題になっているのは、その通常の人間の経験を基礎づけるより基本的な構造、まあこれを超越的な次元というふうに呼んでらっしゃることが多いわけですけども、そこだという議論をまず蒸し返しておきます。それから、いわゆる健常と呼ばれている人では、この経験を基礎づける基本的な構図は比較的共通しているという次の議論がある。では統合失調症においては、この基本的な構図にある種の変化が生じているのかどうか。この基本的な構図の変化というのは、欠損なのか、それとも存在可能性の一つなのか。生命、つまり先ほどの〈ゾーエー〉との根拠関係とこの構図が関連しているのかどうか。

われわれの脳が、ある種の受容器ないしは器のようなもので、〈ゾーエー〉というヤマ括弧つきの生命を受けて、それをビオスという生命として個別化するための器であるというふうに考えるのであれば、もし統合失調症がこのヤマ括弧つきの生命との根拠関係が何らかのかたちで機能しなくなった状態というように考えるのであれば、それは極めて本質的な意味で絶望的だということにはならないのか。つまり欠損ということにならないかどうかですね。根拠関係と絶たれてあるということはキルケゴール的には死に至る病にほかなりません。

木村先生が最近訳出された『目立たぬものの精神病理』というブランケンブルクの論文集は大変な名著で精神科医の倫理が鮮明に書かれているように読みましたが、この中でブランケンブルクが逡巡しながら非常に慎重な言い回しで示唆しているように、統合失調症的な体験様式の延長線上に、いわゆる健常人とは異なった別種の並列的な体験様式が存在して、それを兆候的かつ生産的に読み込んでいくことで、少なくとも例外的な状況であろうかとは思いますが、新たなレジリアンス（resilience）、自己回復というか、そういう可能性が開かれることはないのかどうか。この点、生命との根拠関係とそういうことをどういうふうに木村先生が感じてらっしゃるのか、ということをお聞きしたいというふうに思っております。

2　哲学の臨床——一つの現場としてのてんかんのこと

鷲田先生のお話、病院に哲学の方を派遣したというお話を聞いていて、私が最初、臨床に出た時の役に立たなさ、看護師さん達の「あなたは一体何ができるの」という視線の厳しさ、あのいたたまれない無力感とともに臨床の現場にいた当時のことをちょっとトラウマティックに思い出しました。私は当時かなりダメ度において際立っていたので他の研修医よりももっといたたまれなかったように思うのですが、哲学の方がその場にいるというのはもともと即効性のある有用性はないわけで、とりあえずは役に立たないことは明らかですから、現場で役に立つかどうかを非常に厳しく問われる看護師さんのところにいわば空手で出かけて行かれたことになりますから、正直すごいなと思いました。

ただ、臨床を続けて少し当時よりは役に立つことも増えていくと、役に立たないという立ち位置が、時にとても大事な場合があるという気もしてきています。というのは、われわれが身体医学をやっている先生達と時に違うのは、しばしばわれわれはある患者さんが来られた時に、患者さんは何かを非常に求められていて、あるいは苦しんでいらっしゃるのだけれども、今自分には何もするすべもなくて、少なくとも医学の枠組みの中、われわれが習得してきた技術とか知識とかそういうスキルの中では何もできないという現場を体験する機会が相対的に多いからです。その時に、たいしたことは何もできない中で、今を一緒に考えるということが時にいくばくかの手助けになることがあります。より踏み込んでいうならば先ほど地政学的というお言葉がありましたが、知はこちら側にあるという医療という制度において診断という力が本来的に持っている暴力性が役に立ち続けていると見失われがちになるのですが、臨床現場において知がない、つまり役に立たないという立ち位置に時々身を置くことで、自らがそこから発言している地政学的位置に自覚的になることは少なくとも精神科医にとっては重要なことではないかといった連想も浮かびました。

私の哲学というものに対する印象は学生時代にソクラテスの問答について教えてくださったギリシア語の先

生、というかその方は本当は哲学畑の方だったのですけれども、そこでの体験に大きく影響を受けています。その先生は、先ほどお名前の出ていた田中美知太郎先生のお弟子筋に当たる方で、それもあってか、私にとっての哲学の営為というのは、日々の自らの一つひとつの行為を貫く一本の線を見つけること。まあ、その時の具体的なイメージとしてはソクラテスなわけですけれども、クリティカルな場面に遭遇した時に、毒杯をあおぐのか逃走するのか、自分のあるべき方向を確定するためのそういう学問であると、そういう大変に素朴な印象をもってきていたわけです。

鷲田先生が講演の中で触れられた鶴見俊輔先生のお話は、ですからすっと入ってくるところがありました。毎日の行為、日々の行為、特に私達の臨床では患者さんの話を聞いて診断してという行為を無限に反復していきます。こうした反復をただそのままルーチンとして次第に慣れて通り過ぎるようになってしまうか、そうではなくてその行為の源泉へとたぐっていって、その行為の源泉から日々の行為へと再び往復する新鮮な驚きを保ち続けることができるかどうか。ある領域に固有の取り組みを、いやというほど、あるいはプロといわれるほど反復してくり返して、同時に何をその反復の中でしているのかということをできるだけ自覚的に、あるいは少しメタな立場で問いながら反復し続ける。そういう時に、私たちはそこから何か一定の行為の原理というふうなものにおのずから向き合うことになるのではないか。そして翻ってその自身の臨床判断を結局のところ枠づけているそうした原理に自覚的であることで、自身の臨床の方向性そのものを場合によっては変更するようなことも起こりうるのではないか。そうしたことを考えながらお話をお聞きしていました。

たとえば私はてんかんの問診を何度となくくり返ししてきましたので、てんかんというものをどう記述するのがもっともよい方法か、そういう非常に個別的で哲学で問われる問題と比べると格段に小さな問いについてこうした往復運動が何をもたらすかを練習問題として少し考えてみたいと思います。相撲取りがある程度うまくなるとこの形に持ち込めば勝てるという型ができるそうですが、そうした型が熟練すると診断でもある程度は出てきて、検査も含めてこの形の臨床型の人が来れば勝てるというかそういう型が分かってくる場合があるように思います。その型がどういった原理に基づいているのかについては通常は特に自覚的ではないですし、とりあえず実際の仕事をするには原理への自覚に特に切迫した必要性が感じられるわけでもありません。ちょうど先ほどの出口先生の風船自転車の例でいいますと、一つひとつの風船が特に問題なく機能している場合には自転車の方はおそらく空気のように気づかれない方が多いのでしょうし、何かの折に風船を新たに膨らませなければならなくなったり、風船が空気が抜けてガタガタしてうまく機能しなくなって初めて、自転車の存在を体で感じ始めるといった具合かもしれません。

医者は格別に一般の人よりも哲学的であるわけでも哲学を勉強しているわけでもありませんから、一般の人の素朴な時代精神に則った実感がその判断を枠づけています。診断といった行為でもそれはもちろん例外ではありません。たとえば、てんかん発作のもっともよい記録というのは、見た状態をそのまま可能な限り詳細に記録することだというプロパガンダがあって、ちょっと素朴に考えると当然そうかなと思うわけです。そうだとすると、ビデオでうつした記録がいちばんすぐれた記録方法だということになるはずです。もちろんこれは一面の真理であって、近頃は携帯で動画を記録してもらってもってきてもらうということをしばしばやっています。それによって問診だけでは間違っていた判断が修正されることは少なくありませんから、動画の録画は現在とても大切な診断ツールになっているといっても良いかと思います。しかし、ここにはやはり落とし穴もあります。動画を見ている医者もそれをもって来た家族も患者さんも、ここに動画の映像があるとこれは客観的な事実がそこで表現されていると素朴に思うわけです。しかし、そもそもこの場合、客観的な事実というのは何のことを言っているのでしょうか。ここには評価から独立した客観的事実なるものが存在するという前提がまずあります。物事がスムーズに流れている時にはこの前提の方はあまりにも当たり前のこととして通り過ぎられてしまいます。それにこうした前提が判断をどこかで枠づけていても実際の臨床ではとりあえずは支障は多くの場合生じません。実際風船が思っているのとは別の自転車の動力で動いていても、個々の風船がうまく機能している限りは誰も気が付きもしなければ実際に問題にもならないからです。

先ほど、セレンディピティの話が出ましたけれども、この動画の出自、つまり現実の中からこの場面を撮ってきたということは、実際には現実というのは際限なくくり返される区切りのない一続きなのですから、そこの中から、患者さん、あるいはご家族は何らかの場面を切り取って撮ってこられるわけです。そしてしばしば私たち専門家と呼ばれる人種はもって来られた動画を見て、「あ、もうちょっと顔をアップして撮って欲しかったな」とか「手先が震えているけど、この震えをもうちょっとカメラを引いて撮ってもらえなかったかな」とかちょっとした不平不満を述べます。あるいは「その時くちびるは紫色になっていましたか」などと写っていない対象に踏み込んで補足質問したりさえします。つまり私達の中には対象となる患者さんの病歴や状態の縦糸や横糸から、熟練した猟師の方が熊なら熊、鹿なら鹿を探す時に見つけたいと目を凝らしているあの足跡や糞といった痕跡を求めているわけです。たとえばふっと動作がとまって反応しなくなることがありますという話を聞いた時に、「口をこんなふうにもごもごしたりされませんか、その時」とか尋ねるわけです。そしてそれが思い描いた痕跡だと確信すると何か宝物を発見したように非常に喜ぶわけです。なぜかといえば、これは側頭葉てんかんという病気の診断への導きの糸で、脳波で裏を取り、テグレトールという薬を処方すると場合によって何年もそのために苦しんでおられた症状がたちどころに消失したりする。そうなればその一連の介入へと導く導きの糸となる口をムニャムニャは猟師さんが珍しい獣を仕留めるための導きの糸として糞や足跡を発見した時と同じセレンディップな宝物なわけです。

しかし、そういう徴候を導きの糸として、医学的価値があると判断された部分を切り取るのは、間違いなく情報に対する明確なフィルター操作であって、そのフィルター操作なしには、つまりは目利きの前に持ってこられなければ折角の画像も何の価値もなくなってしまいます。つまりは、てんかん学といった身体医学においてすら、評価から独立した客観なるものが存在するのか、あるいは見たままを客観的に記述するのが一番事実に近いという素朴な感覚がそもそも本当に実現可能な事柄なのかという問いが自転車の方に気づくと浮上してくることになります。

ここで一つひとつのスキルと参照枠の関係、つまり風船と自転車の関係をもう一度考えてみたいと思います。ここでの参照枠は、純粋な客観というものがあるのかといった問いかけです。ありのままに、つまり訓練によって一定のフィルターをかけるようにしつらえられた眼差しと、そういったフィルターをいったん括弧に入れて棚上げをしてそこに写った事実だけをできるだけ忠実になぞるという異なった二つの参照枠の選択に、このことはかかわってきます。あるいは実際にはともかくも発作を見た時に自動的にそこからてんかん発作の診断に有用な痕跡を選び取ってしまうように訓練されてしまっている人達――いわゆるてんかん専門医と呼ばれている人達がそうですが――がフィルターをいったん括弧に入れて見ようとするのと、そうした参照枠を学習したことがない人が本当に素朴にてんかん発作を見た場合と、当然よく考えればこの二つは別のことであるわけで、その混同がどこかにあるのではないかといった疑問も生じてきます。さらに言えば、この問いは現前という参照枠の自明性といった問いにもおそらくは連なって行くかもしれません。

しかし実際の現場では、患者さんやご家族にもってきていただいた動画を見て、これはてんかん発作なのかどうか、さらにはその種類はどういう発作かということを判定する際に、現前とは唯一の確固たる客観なのかといった問いへの態度表明がどちらに傾こうとそれほどすぐには実践が揺らぐわけではありませんし、大抵は全く実質的な影響はありません。ですから臨床家はそんなことどうでもいいじゃないか、そんなことにうつつを抜かすよりも新しい薬の薬効の一つでも覚える方がどれほど役に立つことか、といった議論に傾きがちになるわけです。しかしよく考えてみると、間違いなく訓練の過程では、ただ「客観的に」眺めるという姿勢で動画の中のセレンディピティを獲得することはできません。そこで見えるはずのものを教わり先輩が見えているものが見えるようになるまで必死に目的とするものを読み取るためのテキストを句読点のない現実の中から切り取ろうとすることでしか口をムニャムニャさせることから側頭葉てんかんを読み取れるようにはならないわけです。確かに動画の中で口をムニャムニャさせているのは客観といえば客観、現前といえば現前なのですが、すでに学習によってこれをテキストとして読み取れるようになっているからこそ口をムニャムニャは対象として「見える」のであって、フィルターを完全に白紙に戻して動画を観察して発作の特徴をつかむということはおそらくそもそも成立しないのです。ですから、できるだけありのままをみようという自転車をつくって風船を統制しようとする人が現れたとすると、別の枠組みに実際には支えられている風船そのものの質を長期的には劣化させてしまうことも考えられます。これは単なる思考実験ではなくて、たとえばＤＳＭと呼ばれている診断マニュアルを教育に用いることでこうしたことは現実の問題として浮上してきています。

原理原則というのが上位にあるのか、個々の事象が上位にあるのか、あるいは二つは、一種の緊張感をもって対峙しあっているものなのか。公に認められている自転車が、実際に風船の枠組みを支えている自転車とは食い違うということも少なからずあるように思います。こうした場合でも、個々の風船はそのままとりあえずは機能することができる、つまり、スキルはスキルとしてかなりの程度持ちこたえることができる、ということを臨床家は知っています。しかし、スキルが伝承されたり、何か新たなスキルが追加されたりといったクリティカルな場面で、どんな自転車に自分が乗っているかということへの自覚はやはり決定的な影響を与えるような気がします。

3　臨床の哲学と哲学の臨床——治療者がどこから語りだすかに敏感であること

鷲田先生と木村先生の話を両方お聞きしてどこかでお二人の話が交差する点はあるのだろうかと考えていました。木村先生は精神医学者として、統合失調症という通常の体験の枠組みでは了解できないことになっている体験を、体験というものを成立させる基盤を記述する哲学をツールとしてある種の了解に持ち込むことを臨床の哲学と呼んでいらっしゃるのかなと。鷲田先生の哲学の臨床は、様々の体験が生起している現場で、現場の人達と対話をしながら何がそこで体験されているかを言葉にしていく産婆術ではないのかなと。自身の体験を言葉にしていく過程で、体験にいわば筋金が入ったようになって、通常の体験の枠組みを揺るがすような出来事に出会った場合でも自身の行動の本来性に立ち戻ってそこからはずれないためにはどうすればよいのか、あるいは自身の発言の本来性を失わないためには地政学的にはどのような立ち位置を取るのが良いかといった、優れて政治的な意味合いがそこからは生じてくることも教えていただいたように思います。そういう見方をすると、とりあえずは完全に患者・医師間の若干私秘的な二者関係が対象である木村先生の議論と鷲田先生の議論は一見反対方向を向いた議論といえなくはない。

しかし他方でお二人のお話は、木村先生の翻訳されたブランケンブルクの論文集を併せて考えると一つの大きな共通点をもっているようにも思えました。つまりそれは何処から自分は語りだしているのかということについての絶え間ない反芻という点です。ブランケンブルクは論文集の中で弁証法的構えといった言葉を使っていたように思うのですが、統合失調症の了解という所作そのものにまつわる問題性もあって、それについて語ることが単なる信仰告白を超えていわゆる科学と遜色がないように語られるためには、通常より厳しい語りの作法が必要とされ、それを弁証法的とブランケンブルクは呼んでいたように思います。つまり統合失調症を了解するという単純に考えれば領界侵犯となる所作を行おうとする際の、論理構築全体に絶えず目配りしてバランスをとりながら常に自身の立ち位置を切り崩すような視点に徹底して自身の論述を晒しておこうとする語りの作法。統合失調症の臨床の哲学と現場に開かれた哲学の臨床は、自身がそこから語っている土台を常に意識し、必要があれば突き崩す覚悟という点で一つの大きな共通項をもっているように聞こえました。

どの現場においても地政学的な自らの語りの位置に対する自覚は極めて重要だと思われますが、統合失調症臨床においては、どこから自身が語りだしているのかに対する自覚が直接患者・医師の二者関係を変容させる点で、たとえばてんかんといった疾患とは質的に異なる重要性が語りの位置に与えられているような気がします。ブランケンブルクがいう弁証法的構え、あるいは鶴見先生の潜水と浮上の往復運動は、一般的現場においては個々のスキルとの関係において若干の猶予があり、自身がどこから語っているのかを時々見失っても、それが個々の現場で直ちに反映されて問題を引き起こすわけではおそらくはありません。これに対して、発病臨界期にある統合失調症臨床においては、治療者がどこから語っているのかという問いは待ったなしの今ここでの大げさに言えば生死を左右する問いになる可能性があります。そういう意味で統合失調症はやはり優れて哲学的な病なのかもしれません。

II 臨床哲学とは何か II

〈基調講演〉

感性と悟性の統合としての自己の自己性
――超越論的構想力の病理

木村　敏

1　自己の個別化原理の病理としての統合失調症

昨年のこのシンポジウムでは、私が「臨床哲学」と呼んでいる研究について、その成り立ちから現在の関心に至るまでを概論的にたどっておいた。今年もう一度私自身の臨床哲学について報告する機会を与えられて、今回はもう少し各論的に掘り下げて考えてみたい。問題の所在は、今回もやはり統合失調症ないし精神分裂病の精神病理である。

統合失調症の臨床像を表現形態として形成することになる「基礎障碍」Grundstörung、あるいはミンコフスキの表現を借りれば「成因的障碍」trouble générateur を、私は以前から「自己の個別化原理の危機」という観点で考えてきた。この表現を最初に用いたのは、一九六五年に発表した「精神分裂病症状の背後にあるもの」[1]である。「自己の個別化の障碍」と書いてもよかったところを「自己の個別化原理の危機」と書いた背後には、当時からすでに一つの明確な意図があった。つまりこの病気の患者は多くの場合、いわゆる被影響体験ないし作為体験に典型的に現れているように、健常者ならそれを自己の行為として認知している諸現象を、自己ならざるもの、非自己あるいは他者の行為だと「誤認」し、自己が他者から十分に独立していない、つまり自己の「個別化」Individuation が損なわれているという形の臨床症状を発現する。そして多くの「病態心理学的」pathopsychologisch な論考[2]は、このような「自我境界」ego boundary の透過性というか不分明さそれ自体を、分裂病／統合失調症の基本的な症状と見なしている。

しかし私自身は当時から、「精神分裂病症状の背後にあるもの」というこの論文の標題からも読み取れるように、個々の症状よりも、それを背後から可能にしていながらそれ自体は客観的に確認できない、個別症状の可能性の条件あるいは「原理」のほうに関心を向けていた。「原理」Prinzip とは「最初」ということであり、そこから派生するすべての現象の「第一原因」のことである。原理それ自体は現象ではないから目に見えない。それがどのようにして現象となるかを見て取ることが、私にとっての「現象学」の仕事であった。

《われわれが臨床的に分裂病症状とみなしているものはすべて、個別化原理の危機という真の分裂病過程に対する病者の対決の姿なのである》と、私はこの論文に書いている（二一七頁）。「病者の対決」を云々するためには、患者が一人称的な（つまり「私」の）自己として、周囲の他者たち（私自身も診察者としてその一人となる）とのあいだに繰り広げる能動的な営みを、三人称的客観的な「症状」としてでなく、それ自体において見て取らなければならない。そしてそれを「見て取る」私の行為も、私自身の一人称的な（つまり「私」の）自己の能動的な営みとして、はっきり「自覚」していなければならない。患者の一人称的自己と診察者の一人称的自己とのこの対決を、その「一人称性」を損ずることなく、つまりそれを三人称的に客観化することはおろか、「二人称」という麗しくはあるが実体不分明な関係に溶かしこんでしまうことをもしないで、その一人称的な能動性ないし自発性において捉えること、これが私の意図だった。

いまひとつ付言するなら、私がそこで「個別化の障碍」ではなく「個別化原理の危機」と書いたのは、症状という名の障碍が危機に対する患者の対決の結果であることを言いたかったからである。患者における一人称的自己の自発性の「弱さ」は、症状という障碍を生じさせる原因であっても、その結果ではない。もちろんその「弱さ」は、さらにその原因をもちうるであろう。しかしその「原因」の推測は、もはや現象学の営みに属さない、と、少なくともこの論文を書いた当時は考えていたし、現在でもほぼそのように考えている。[3]

私が「臨床哲学」と呼ぶのは、このようにして臨床的「所与」としての症状を括弧に入れ、これに対する判断を停止すること（「症状論的エポケー」）を通じて、その底にあって目に見えない「成因的原理」を探るという現象学的な営みのことに他ならなかった。だから「臨床哲学」といっても、それは精神医学的な認識や行為が行われている場所である「臨床」についての哲学というよりも、そのような臨床を通じて精神科医の心に感じとられる、むしろ「形而上学的」な諸問題についての現象学的な思索だということになる。

「現象学的」という場合、私はフッサール自身の現象学に対しては最初からはっきり距離をおいていた。自己を論じるときにかならず問題になる「他者」に関してのフッサールの議論に、どうしても馴染めなかったからだと言ってよいだろう。私はむしろ、一般には「現象学」と呼ばれていない西田幾多郎の哲学、とくに『無の自覚的限定』に収められた「私と汝」[4]（一九三二）の他者論などに、最初から大きな親近感を抱いていた。

フッサールはその『デカルト的省察録』[5]において、自分の目の前に現れた自分以外の身体について、それが自分とは別の主観をもった「自我」（「他我」alter ego）であって、単なる物体ではないことを、主観が認識し、この他我に感覚を移し入れることEinfühlung（「感情移入」――「自己移入」とも訳される）を通じて、そこに主観どうしの「間主観性」が開かれる事態を綿密に論じている。

『他者』という著書を著しているトイニセンは、その中でこのフッサールの他者論の特徴をほぼ次の五点にまとめている[6]。①自我を「ここ」hierとし他者を「そこ」dortとして捉える空間的な見方、②他者の身体的現前を通じて他我を間接的に現前化appräsentierenするという理論、③視覚的な他者知覚のみが論じられて、聴覚その他の感覚による他者認知は論じられない、④主観自我がまず客観他者を認知し、その上ではじめて主観他者が構成される、⑤他者は単数でも複数でもよく、多くの他者の中の交換可能なだれかとして扱われる。

このトイニセンの「まとめ」は、フッサールの他我論が統合失調症論に適用しにくい理由を、明確に浮かび上がらせてくれる。統合失調症の精神病理で問題になる他者は、原則として空間的定位が不可能であり、多くの場合に身体的・視覚的にではなく聴覚的に現れる。患者はそのような「他者」に感覚を移入するのではなく、自己を侵害するものという感覚がまず経験された後に、これが他者ないし非自己として構成される。また他者が単数であるか複数であるか、それとも数や個別性が問題にならない非自己一般であるのかも、とくにパラノイアとの鑑別に際して重大な問題となる。このような「他者」をフッサールの他我論に拠って十分に論じることは不可能である。

これに対して西田の場合、自己と他者とは単に相対的に相互に他なるものとしては論じられない。《私と汝は絶対に他なるものである。私と汝を包摂する何等の一般者もない。併し私は汝を認めることによって私であり、汝は私を認めることによって汝である、私の底に汝があり、汝の底に私がある。私は私の底を通じて汝へ、汝は汝の底を通じて私へ結合するのである、絶対に他なるが故に内的に結合するのである[7]》。《自己が自己自身の底に自己の根柢として絶対の他を見るといふことによって自己が他の内に没し去る。即ち私が他に於て私自身を失ふ、之と共に汝も亦この他に於て汝自身を失はなければならない。私はこの他に於て汝の呼声を、汝はこの他に於て私の呼声を聞くといふことができる[8]》。

自己の自己性が疑問に付される統合失調症患者の自他関係、そしてこの患者と相対する精神科医が具体的に自ら経験する自他関係について、これ以上に的確な現象学的記述が可能であるとは到底思えない。これをもう少し噛み砕いて言い換えるとこんなことになるだろう。患者と精神科医は互いに「私と汝」として人格的人称的な関係をもつ。互いに人間どうしであるということ以外には、二人を包摂する共通点はなにもない。互いに絶対的な他者である(俗にいう「二人称的」な相互関係ではない)。しかし二人はそれぞれを相手と認め合うことによって、互いに私であり汝である。私が私であるからこそ相手は汝であるのだし、私が私である根拠に汝が汝であるということがある。その逆も同じように言える。

ここでこの「絶対の他」という表現が、私と汝といわれる二人の互換的な関係について用いられていると同時に、私と汝それぞれの「底」、つまりそれぞれの存在の根拠、それぞれが相手に対して(呼声を通じて「聴覚的」に)自らの存在を示す「自己の根柢」の意味でも述べられていることに注意しなければならない。互いに絶対の他である私と汝が「内的に結合」するとき、この結合はそれぞれの「底」を通じて、すなわち「絶対の他」を通じてなされる。

これは前回の報告で私が合奏音楽に関して、それぞれの奏者のノエシス的志向行為どうしの「水平のあいだ」と、各自の志向性とそれを根拠づける「メタノエシス」との「垂直のあいだ」について述べたことに通じている。(9)他者は「非自己」である以上、私と汝は互いに相対的な、フッサールなら「間主観的」というであろう「水平的」な志向行為を交換している。しかしこの水平的間主観性は、それぞれの主観が自らの「底」を通じて相手の「底」と無媒介的に結合しているからこそ可能になる。私と私の底との「垂直的」な関係こそが、私と汝との「水平的」な関係を成立させる根拠となっている。

2　中動態と自己の病理

私は自分の「現象学的」な臨床哲学を、ビンスヴァンガーの現象学的現存在分析と、その基礎となったハイデガーの現存在分析論で開始した。ビンスヴァンガーは最初フロイトの精神分析から出発し、フッサールの現象学に触れたのちにハイデガーの『存在と時間』に触発されて、「現存在分析」Daseinsanalyse の流派を起こした人である。同じくハイデガーから全面的な影響を受けたボスの「現存在分析」とは、名称以外に何の関係もない。ブランケンブルクや私自身など「現象学的精神病理学」を旗印に掲げる研究者たちが定位しているのは、いずれも「転回」以前のハイデガーからビンスヴァンガーに受け継がれた現象学的な現存在分析論である。

ハイデガーは、『存在と時間』の最初のほう（第七節）で「現象学」Phänomenologie についての彼自身の理解を表明している。「現象」Phänomen とは「自らを示す」sich zeigen を表すギリシア語の phainestai に由来する語で、これは「光の中に置く」phaino という動詞の中動形 mediale Bildung である。例えば病気の症状は、症状としては自らを示しているが、同時にそれを通してそこで自らを示さない病気の障碍それ自体が自らを告知 sich melden してもいる。また、「現象学」Phänomenologie の語に含まれる logos すなわち「話し」Rede は、それについて話がなされているものを「見させる」phainestai = sehen lassen ことであり、話し合っている人たちにとって中動的にそれをそれ自身から見えるようにさせることを指す。というわけでハイデガーにとって《現象学とは、自らを示すもの das was sich zeigt を、それがそれ自身から自らを示す通りに so wie es sich von ihm selbst her zeigt、それ自身から見えるようにしてやること von ihm selbst her sehen lassen を言う[10]》ということになる。

ハイデガーが「現象学」についての彼自身の「説明」において、「現象」Phänomen に関しても「学」Logos に関しても、ギリシア語の「中動態」Medium に言及していることに、私は無関心ではいられない。それは私自身が、統合失調症の「自己の病理」を考えるにあたって、自己存在の「中動性」に大きな関心を向けているからである[11]。

「中動態」とはなにか。言語学者のバンヴェニスト[12]も書いているように、西洋各国語の共通の祖語であった古代のインド・ヨーロッパ語族（印欧語族）では、現在のように話題の人物を主語に立て、その動作が向かう対象を客語として、この両者の関係で能動と受動を区別するという語法は行われていなかった。現代語の「私は山を見る」（能動態）と「山が私によって見られる」（受動態）の二分法ではなく、「私は山を見る」（能動態）と「私に山が見える」（中動態）が対置され、現代の受動態はこの中動態から派生したものだという。バンヴェニストによれば《能動態においては、動詞は主語に発して主語の外で行われる過程を示す。……中動態では、動詞は主語がその過程の座 siège であるような過程を示し、主語が表すその主体はこの過程の内部にある》（同書一六九頁）。

彼によると《結局は主語が過程の外にあるか内にあるか、……主語が単に事を行うか（能動態の場合）、自らもその影響を被りつつ事を行うか（中動態の場合）》（同書一七一頁）の違いであって、能動と中動という用語は「外態」diathèse externe と「内態」diathèse interne という観念に変えたほうがいいと彼はいう（同一七二頁）。

この「中動態」の概念を統合失調症の精神病理学に持ち込んだのは、私の知るかぎり、長井真理[13]（一九九〇）が最初である。彼女は、精神分裂病／統合失調症に特異的に見出される「分裂病性」の自己意識の諸様態（例えば彼女のいう「同時的内省」の過剰、他人と「違っている」Anderssein の意識、「自己中心的」その他の自己規定など）について述べたのち、これらの「非対象的・非措定的な自己への関与の亢進」を、デカルトの「われ思う、ゆえにわれあり」cogito ergo sum に依拠して綿密に考察している。長井によれば、デカルトが確実だとした「われ」は《単なる能動的主体としての私でも、単なる受動的客体としての私でもなく、疑うことが同時に疑われることでもあるような行為の様態に関わるかぎりでの「私」である》（長井 一九九一、一九二頁）。デカルトはその『省察』（ラテン語版 一六四一、フランス語版 一六四七）の「省察2」で、《いま私は光を見、騒音を聞き、熱を感じる。これらは虚偽である、私は眠っているのだから、といえるかもしれない。けれども私には確かに見ていると思われ、聞いていると思われ、熱を感じていると思われる。これは虚偽ではありえない[14]》と書いている。この「私には……と思われる」の部分のラテン語 videor は、通常の文法では「見る」videre の受動態だが、ここではもっと古い文法における中動態で用いられ、「見える／思われる」を意味している。長井はバンヴェニストを引証して、分裂病者の自己意識において特異的に亢進している「自己関与」は、まさにこの非対象的なコギトの構造をもち、日常世界の明証性が保たれているかぎり隠蔽されていなければならないはずのものが病的に顕在化しているのだと考える。

現象学者のミシェル・アンリは、デカルトの『省察』の長井が取り上げたのと同じ箇所に着目して、そこから注目すべき自己論を展開している。[15] ただしアンリは「中動態」という言語学的な概念には触れず、長井による引用の後半、《けれども私には確かに、私が見たり、聞いたり、熱を感じたりしていると思われる。これは虚偽ではありえない》（長井の引用訳文を一部改変）に続けてデカルトが書いている《これこそ本来、私において感覚すると呼ばれるところのものである。そして、厳密に解するならば、これが「思う」ということに他ならない》（ここも訳文を一部改変した）のほうに着目する。（訳文の改変がかなり錯綜したので、長井の引用部分も含めてデカルトによるフランス語の原文を引用しておく。“... en effet je vois la lumière, j'ouïs le bruit, je ressens la chaleur. Mais l'on me dira que ces apparences sont fausses et que je dors. Qu'il soit ainsi; toutefois, à tout le moins, il est très certain qu'il me semble que je vois, que j'ouïs,et que je m'échouffe; et c'est proprement ce qui en moi s'appelle sentir, et cela, pris ainsi précisémet, n'est rien autre chose que penser”[16]）。

デカルトの cogito ergo sum、「われ思う、ゆえにわれあり」が話題になるとき、この「われ思う」は一般に、知的・能動的・表象的な「思惟」の意味で、つまり「私は考える」の意味で解されているだろう。ところがデカルト自身はこれを「厳密に解して」、「感覚する」sentir の意味で、つまり感性的で受動的な意味で用いているのである。《けれども私には確かに、私が見たり、聞いたり、熱を感じたりしていると思われる》の部分のラテン語原文は、at certe videre videor, audire, calescere である。Videre videor、私が見ていると私に思われる。Videre は「見る」video という他動詞の不定法、videor は元来 video の受動形だが、それとは別の用法として「（私に）見える、現れる、思える」の意味となり、フランス語訳では il me semble que と書かれている。すなわちそれは視覚からは独立に、私の感覚に対してなんらかの現象が立ち現れて感じとられる事態を言い表している。（右に述べたように、アンリはここで「中動態」に言及していないが、実はvideorの「別の用法」とはvidereの中動態のことなのである。そして後述のように、il me semble queのように非人称代名詞ilに与格のmeを添える書き方は、中動態の近代式表記の常套である)。

《思いpenséeが、顕現manifestaionの一瞬のきらめきを伴って止めようもなく立ち現れ、自己を展開するのは、まさに感じることsentirとしてである》(三〇頁)、この《思いという原初の感じること、――ワレワレハ自分ガ見テイルト感ジテイル、というときの感じること》は、《思いを思い自身に本源的に与え、思いをしてそれがそうある通りのものにしている、自己自身を自ら感じることse sentir soi-mêmeであり、現れることのそれ自身への本源的な現れである》(三三頁)、それは対象化的・事物的な「見ること」や、超越論的・本質的な「見ること」を可能にしているところの《「脱自」ek-stasisの外在性を排除し、根源的な内面性として本質現成s'essencifierする》(同)などとアンリは言う。

《現れることが[直接的に]自己自身を触発し、自己自身によって自らの自己触発の内容を構成する。現れることそのものが、そのまま或る意味での「自己」un Soiであり、自己性ipséitéの「自己」、生の「自己」である。というのも「自己」とは触発するものと触発されるものとの同一性identitéのことなのだから。また「自己」とは、それ自身以外のなにものも存在してはいず、在るのはすべて自己自身であり、それ自身が在るもののすべてであるような、そんな存在のことだからである。このような存在をデカルトは魂l'âmeと呼ぶが、われわれはそれを生la vieと呼ぶ。なぜなら生とは自己自身を感得するもののことだから》(一一七/八頁)。

アンリからの引用はこれぐらいにして、中動態の話題に戻ろう。近代の西洋語では、中動態はギリシア語とラテン語にその痕跡をとどめるのみで姿を消し、動詞の様態は、主語である動作主体が目的語である客体に働きかける能動態か、主体が客体からの作用を受ける受動態かの二分法に置き換わっている。言語というものが集団内での個人の動静や意向を他の個人ないし集団全体に伝達するための手段であることを考えれば、この大変動は、言語の主体である個人がそこで生じている出来事の「座」ないし「場所」（バンヴェニスト）から「主役」にまでその地位を高めたということであろう。私は、統合失調症という疾患の発生と消長が、近代における個人意識と集団意識との「力関係」と関係があるのではないかという仮説をひそかに抱いている[17]が、ここではその問題には触れないでおく。

中動態の消滅に伴って、西欧諸国ではそれまで中動態が担ってきた役割を代替する語法がいくつか登場することになった。フランス語やドイツ語では、受動態と紛らわしい「代名動詞」や「再帰動詞」（**se voir** 見える、**s'entendre** 聞こえる、**sich sehen lassen** 見える、**sich hören** 聞こえる）がそのひとつである。先に述べたハイデガーによる「現象学」の「定義」に見られる「自らを示す」**sich zeigen** も「それ自身から見えるようにする」（sich) **von ihm selbst her sehen lassen** も、そのような代用的な語法の例である。

近代西洋語で消滅した中動態を代替する表現としてさらに忘れてはならないのが、非人称代名詞の it、il、es を文法上の主語に立てて、事実上の主語を与格や対格の形で添える語法（**it seems to me that ..., il me semble que ... es scheint mir dass...**、つまり「私にはそう思える／見える」）である。デカルト自身が中動態の **videor** を、自ら校訂したフランス語版では **il me semble que je vois** と表記していたことは、すでに述べた。

日本語における主語の不在から日本語文法の独立性を主張している金谷武洋は、古代印欧語に主語がなかったことと中動態／中動相との関係についても多くを論じているが、彼は《印欧語古語には、行為者を前面に打ち出す能動相と対立する文法カテゴリーとして中動相があった。その機能は行為者の不在、自然の勢いの表現である》[18]（強調は引用者）という。「自然の勢いの表現」といえば、「雨が降る」it rains, il pleut, es regnet をまず思いつくが、精神病理学として何を措いても挙げなくてはならないのは、フロイトの「エス」Es だろう。「自我」がそれによって背後から「生きられて」いる「統御不能な力」としてフロイトがグロデックから借りてきたこの「エス」については、私はすでに一度論じているし[19]、互盛央はこれを「エスの文化史」とも言うべき広範な論考の中で展開している[20]。

さて、印欧語族と無関係な言語である日本語では、中動態に相当する語法が現代に至るまで広く用いられている。「見る」「聞く」という能動態に加えて「見える」「聞こえる」が――受動態の「見られる」「聞かれる」とは別に――頻用されているが、ここでは能動態の行為主体――「私は見る」「私は聞く」の「私」――は「私に見える」「私に聞こえる」のように与格的な形で、見るとか聞くとかの行為の生起する「場所」として扱われている。これは西田幾多郎が西洋的な「主語的自己」と対比させて述べている「述語的」ないし「場所的」自己そのものにほかならない[21]。

私が中動態に関心を持つひとつの大きな理由は、それが近代西欧語における能動と受動の対立分離以前の、能動と受動がまだ渾然と一体になっていて、動作主（能動文の主語）がこの「渾然一体」の「場所」として非主題的に扱われている点にある。

3　能動的悟性と受動的感性の統合としての自己

私が統合失調症に関して最初に現象学的・臨床哲学的な関心を向けた話題の一つに、リュムケの「プレコクス感」Praecoxgefühl の概念がある。これについては前回も立ち入って述べておいた（本書八八頁）。彼によると《患者との出会いに際して診察者の心中にある奇妙な不安感と違和感が生じ、これは普通に二人の人が出会うときに生じるはずの疏通路が生じないという事態と関連している。接近本能とでも呼ぶべきものとその表出が、患者の側から一方的に遮断される[22]》。

統合失調症の「感覚診断」Gefühlsdiagnose に関しては、これも前回述べたように（本書八六頁）、ビンスヴァンガーがこれに四半世紀先だってすでに書いている[23]。精神科医はこの病気を、漠然と「感じに頼って」nach dem Gefühl でなく、積極的に「感覚を用いて」mit dem Gefühl 診断することができる。彼によると、《患者が私に対して人間的には好意的なのに、そこになにか内的にはね返される印象があり、内的な合致を妨げる障壁があることがあり、《ときにはこの疏通性の欠如が彼についての唯一の印象となることもある》。ここで問題となるのは豊富な臨床経験であるよりもむしろ、根源的かつ全体的な、しかも直接無媒介的な現象学的「本質直観」の能力である、と彼はいう。

これは、患者という他者の「心」を問題にする臨床精神医学が現象学的でありうる、ほとんど唯一の根拠である、と私は信じている。精神医学も自然科学の一分野であるとするならば、そこで本来的に問われるのは研究対象である患者の病態であって、研究者自身の意識や存在の様態ではない。もし臨床精神医学の自然科学的厳密性を最大限に重視するとすれば、診断というような認識行為に診断者自身の主観が混入することは許されるはずがない。最近の精神医学をほぼ完全に支配しているＤＳＭやＩＣＤといった没主観的診断基準は、この科学的客観主義の理想を反映したものだということができる。（最近の世界の精神医学を見ると、わずかにコペンハーゲンのパルナスが主宰するデンマーク国立「主観性研究センター」Center for Subjectivity Research が、ハイデルベルクのフックスらと共同で、精神病症状発現以前の統合失調症 early schizophrenia に見られる自己障碍について綿密な現象学的研究をおこなっているだけである。[24] このパルナスらの現象学的研究は、非常に多くの点で私自身や長井真理[25]のそれと共通点をもっていて、それについては別の機会に検討する必要がある。）

先に一部引用したように、長井はその最後の論文（注13）で、デカルトが懐疑実験の末に確実だとした「私」は《単なる能動的主体としての私でも、単なる受動的客体としての私でもなく、疑うことが同時に疑われることでもあるような行為、単なる能動でも受動でもないような行為の様態に関わるかぎりでの「私」である。そしてこのような「私」こそ、言葉の真の意味での「主体（基体）sub-jectum」（下にあるもの、根底に横たわるもの）なのである》（一九二頁）と書いている。分裂病／統合失調症のさまざまな症状を厳密に「分裂病性」の症状たらしめている特異性は、まさにこの「単なる能動でも受動でもない」あるいは「同時に能動でも受動でもある」ところの「私」ないし「自己」の病理にあるということである。

「自己」とは、ある思考主体が自分自身を、あるいはその他の知覚対象や表象内容を、そのつどノエマ的対象として構成しているノエシス的志向作用のことなのだが、このノエシス的作用が「自己」と呼ばれうるためには、それは逆に、そこで構成されるノエマ的自己によって限定し返されなくてはならない。ノエシス的構成作用としての純粋・無限定の「自発性」と、そこで「自己」として限定され顕在化したノエマ的自己とのあいだの「自己論的差異」が、この純粋な自発性を「自己」として経験させることになる。

このように受容的（感受的）であると同時に創造的（自発的）でもあるような「構成の能力」を、ハイデガーは「超越論的構想力」transzendentale Einbildungskraft と名づけて、これをカントの『純粋理性批判』[26]第一版における最重要の思想として取りだした。[27]

カントによれば《いかなる仕方いかなる手段で認識が諸対象に関係するにしても、認識が諸対象に関係する場合に両者の直接の媒介をなし、すべての思惟が手段として求めるものは直観 Anschauung である。しかし直観はわれわれに対象が与えられなければ生じない。しかしそれは対象がわれわれの心 Gemüt をなんらかの仕方で触発する affiziere ことによってのみ可能である。われわれが対象に触発される仕方を通じて表象を得る能力（感受性 Rezeptivität）を感性 Sinnlichkeit という。……一方、悟性 Verstand を通じて対象は思惟され gedacht、悟性から概念 Begriffe が発生する。》(A19, B33)。このような受容的な認識は、その可能性の根拠として、対象からの触発なしに働くアプリオリな「純粋直観」を必要とする。このような純粋直観としてカントは空間と時間を取り出したのだが、空間が単に外部感覚に関わるのみであるのに対して、時間はすべての現象一般のアプリオリな形式的制約であるゆえに、空間に対して明らかな優位をもっている。認識は直観だけではなされえない。直観されたものが純粋悟性概念によって秩序と統一を与えられなければならない。この純粋直観と純粋思惟との本質統一を形成し、われわれの認識の可能性の基礎をなすものが、構想力なのである。

カントは、あるときは感性と悟性という《人間の認識の二つの幹が……おそらく一つの共通の未知の根》から生じると言い（A15, B25）、第一版の別の箇所では構想力を純粋感性と純粋悟性に並べて《認識の三つの主要な源泉》（A115）と言っている。この論理的不整合が、第二版で構想力の重要性を後退させる一因となったのかもしれない。

これに対してハイデガーは、この「二つの幹の未知の共通の根」こそ「超越論的構想力」そのものに他ならないと考え（一三九頁）、しかもこれを決定的に純粋直観の側に近づけて解釈している（第二八、二九節）。《なぜなら構想力は直観の能力つまり受容性でもあるのだから。構想力は自発性であることに加えて受容性でもあるというだけでなく、受容性と自発性の根源的な、後から合成されたものではない統一である。……純粋直観は純粋な自発的受容性として、その本質を超越論的構想力のうちにもっている》(一五三頁)。

純粋直観の根源としての超越論的構想力は、それ自身から時間を発現させるものとして「根源的時間」である(一七三頁)。《時間は「今、今、今……の」継起の形観を経験に先立って自分自身から作り出し、創造的受容としてこの形観を自分自身に向けて対置する限りにおいてのみ純粋直観でありうる。……こうして時間の本質は、経験に先立つ純粋な自己触発にある》(一八五/六頁)。《純粋自己触発としての時間は主観性つまり自己性の本質構造を形成》し、《それによって自己は自己意識といったものとなりうる》(一八六頁)。

これをわれわれ自身の文脈に置き換えるなら、ノエシス的自発性は自らの産出するノエマ的自己に触発されて、自己自身をノエシス的自己として限定するが、この「差異の自己限定」が根源的時間を生み出す原構造ともなる。「時間」というようなものが可能になるのは、われわれの存在が差異の自己限定という構造をもっているからである。ノエシス的差異は自己自身を差異化してノエマ的客体を「自分自身に向けて対置」auf sich zu-haltenする。それによって差異は自分自身に関わる関係となり、「自分自身へ到来」auf sich zu-kommenする。これが時間と呼ばれる事態の存在論的根源である。こうして発現した時間は、本質的に「自己到来的」であり、未来的zukünftigであり、「アンテ・フェストゥム的」である。

若年期に特徴的な、統合失調症と呼ばれる病的な事態においては、ノエシス的自己の自己限定が十分に機能していない。患者はつねに多かれ少なかれ不自然な仕方で、より確かなノエマ的自己を自分自身に向けて対置し、自己自身へと到来することによって自己の自己性を確保しようとする努力を強いられる。ここから私が「アンテ・フェストゥム」と呼ぶような時間=自己の構造が表面化するのは、けだし当然のことと言えるかも知れない。

統合失調症の現象学的存在論的な意味での基礎障碍／成因的障碍は、感性的自己と悟性的自己との統合である超越論的構想力の病理に求められうるのではないかと私は考えている。

4　まとめに代えて

われわれが「自己」という言葉で呼んでいるもの、現象学的精神病理学が統合失調症をそれの障碍として論じてきたものの正体は何なのか、私の半世紀以上にわたる臨床哲学的な思索は、煎じ詰めればこの一点に収斂する。

いま私は、「われわれが「自己」という言葉で呼んでいるもの」と書いた。この書き方は正しいのだろうか。「自己」は「もの」と呼べるのだろうか。この問いの答えはイエスであると同時にノーである。「自己」が「もの」と呼べないとすると、「自己」とは「こと」なのだろうか。「「自己」であるということ」、それが「自己」の正体なのだろうか。その答えも、イエスであると同時にノーでもある。「自己」は、「もの」であると同時に「こと」でもある。しかし、「もの」の位相と「こと」の位相は、はっきり違う。「自己」はどうして、はっきり違う二つの位相に「同時に」属しているのだろう。

前回の発表では、(離人症にことよせて)「リアルな、ノエマ的・「もの」的・概念的な自己」と「アクチュアルな、ノエシス的・「こと」的・感覚的な自己」とのあいだの「自己論的差異」について語った。しかし自己の正体について語るためには、そこへもうひとつ「ヴァーチュアルな、「こと以前」の前感覚的な自己」を加えなくてはならないのではないか。

私は以前、《アクチュアリティがアクチュアルでありうるためには、それはその下半身をヴァーチュアリティに浸していなければならない》[28]と書いた。また、《個々の個人が意識レヴェルでいとなむ志向作用としてのノエシスは、メタノエシス的な潜勢態 virtualité からノエマ的なリアリティへの移行途上で、いわばこのメタノエシスの個別化という形で成立するものであって、アクチュアリティを云々できるのはあくまでこの次元においてである》[29]とも書いた。潜勢態／ヴァーチュアリティとしての自己、それは現勢態／アクチュアリティとしての自己と、局面によっては同時成立が可能な、まだ「自己論的」とはいわぬまでも、少なくとも「存在論的」ないし「生命論的」な位相に属しているのではないだろうか。

この潜勢的な自己とは、そこで近代西欧的な能動と受動の対立が破綻して、古代の中動態がさまざまな形で顔を出し、能動的な悟性の働きと受動的な感性とを統合する「未知の共通の根」としての超越論的構想力の発想を産んだ、そんな事態に対応しているのではないか。潜勢態である以上、それは決してそれとして現象することがない。それが現象するということは、それが「自己」として現勢化するということである。自己が現象するということは、自己が経験可能になるということである。《個人あって経験あるにあらず、経験あって個人あるのである、個人的区別より経験が根本的である》[30]（西田幾多郎）。この個人的自己の「根本」である「経験」が、統合失調症では大きく「ずれる」verrückt。この「ずれ」Verrücktheit（経験の「異常」）の真景を見定めようとしたのが、私の臨床精神医学の半世紀であった。

注

（1）木村敏「精神分裂病症状の背後にあるもの」『哲学研究』四三巻四九七号、一九六五年（『分裂病の現象学』弘文堂、一九七五年所収、『木村敏著作集』一巻、弘文堂、二〇〇一年収録、『新編分裂病の現象学』ちくま学芸文庫、二〇一二年再録）。引用箇所は文庫版一九六頁以下。

（2）私は一部の著者たちの見解とは異なって、「精神病理学」Psychopathologie と「病態心理学」Pathopsychologie を同一視していない。前者は「精神／心」に関する病理学であり、私の場合のように現象学的な視点も可能であるが、後者は病的な心理現象に関する「心理学」であって、この心理現象を客観視せざるをえないから、深い意味で現象学的ではありえない。これは、本論にも随所に展開されている「現象学」の語義にも関わる区別である。

（3）これが昨年の発表で触れたハイデガーとの議論の骨子であった。

（4）西田幾多郎（一九三二）「私と汝」『無の自覚的限定』西田幾多郎全集V、岩波書店、二〇〇二年、『場所・私と汝他六篇』西田幾多郎哲学論集I、上田閑照編、岩波文庫、一九八七年。この論文に関しては、拙著「私と汝の病理」（西田幾多郎全集第二四巻月報）岩波書店、二〇〇九年を参照。

（5）Husserl, E., *Cartesianische Meditationen*. Husserliana I. Nijhoff, Haag 1963.（船橋弘訳「デカルト的省察」世界の名著51、中央公論社、一九七〇年）。

（6）Theunissen, M., *Der Andere*. Gruyter, Berlin / New York [2]1981, §20.

（7）西田幾多郎、前出「私と汝」、全集V、二九二頁。

（8）同、三一一頁。

（9）木村敏「臨床の哲学」本書七七頁。

（10）Heidegger, M. (1927), *Sein und Zeit*. Niemeyer, Tübingen [7]1953, S. 34.

（11）木村敏（二〇一〇）「中動態的自己の病理」『臨床精神病理』第三一巻第三号、『あいだと生命——臨床哲学論文集』

創元社、二〇一四年所収。

（12）バンヴェニスト、E（一九六六）『一般言語学の諸問題』岸本通夫監訳、みすず書房、二〇〇七年、一六五頁以下。

（13）長井真理（一九九〇）「分裂病者の自己意識における「分裂病性」」（木村敏・松下正明・岸本英爾編『精神分裂病――基礎と臨床』朝倉書店、一八五頁以下。長井真理（木村敏編）『内省の構造――精神病理学的考察』岩波書店、一九九一年所収）。

（14）デカルト『省察』井上庄七・森啓訳、野田又夫編、世界の名著27、中央公論社、一九七八年、二四九頁。

（15）Henry, M., *Généalogie de la psychanalyse. Le commencement perdu.* PUF, Paris 1985.（山形頼洋他訳『精神分析の系譜――失われた始原』法政大学出版局、一九九三年、第一章。以下の引用には邦訳の頁数を添えた。）

（16）Descartes, *Œuvres et lettres.* Bibliothèque de la pléiade. Édutions Gallimard 1953, p. 279.

（17）たとえば木村敏『心の病理を考える』岩波新書、一九九四年、V章参照。

（18）金谷武洋『英語にも主語はなかった――日本語文法から言語千年史へ』講談社選書メチエ、二〇〇四年、二〇五頁。

（19）木村敏（一九九五）「エスについて――フロイト・グロデック・ブーバー・ハイデガー・ヴァイツゼッカー」『分裂病の詩と真実』河合文化教育研究所、一九九八年、一九七頁以下。

（20）互盛央『エスの系譜――沈黙の西洋思想史』講談社、二〇一〇年。

（21）西田幾多郎（一九二六）「場所」『場所・私と汝他六篇』西田幾多郎哲学論集I、上田閑照編、岩波文庫、一九八七年。

（22）Rümke, H. C., "Significance of phenomenology for the clinical study of sufferers of delusions". *Congrès International de Psychiatrie I.* Paris 1950, p. 199.

（23）Binswanger, L. (1924), "Welche Aufgaben ergeben sich für die Psychiatrie aus den Fortschritten der neueren Psychologie?".

Ausgewählte Vorträge und Aufsätze II. Bern 1955, S. 135f.

(24) Parnas, J. (2002), "Selbstsein und Affektivität". In: Th Fuchs u. Ch. Mundt (Hrag.), *Affekt und affektive Störungen*. Schöningh; Paderborn 2002, 33–47.

Parnas, J. and P. Handest (2003), "Phenomenology of Anomalous Self-Experience in Early Schizophrenia". *Comprehensive Psychiatry*, 44/2, 2003: 121–134.

Parnas, J., "Self and Schizophrenia: a phenomenological perspective". In: T. Kircher & A. David, *The Self in Neuroscience and Psychiatry*. Cambridge University Press, 2012, pp. 217–241. なお、パルナスのいう「初期統合失調症」とは、統合失調症性の精神症状がまだいっさい出現しない前の段階を指していて、特徴的な症状によって定義されるコンラートのbeginnende Schizophrenieとも中安信夫の「初期分裂病／統合失調症」とも完全に異なった概念である。

(25) 長井真理『内省の構造――精神病理学的考察』岩波書店、一九九一年。パルナスらはここに収められた論文のうち数編を英訳出版する計画をもっている。

(26) カント（一七八一）『純粋理性批判』高峯一愚訳、世界の大思想15、河出書房新社、一九七四年。本文中に付記された頁数（Aは初版、Bは第二版）は邦訳の該当箇所である。翻訳は一部変更した。

(27) Heidegger, M. (1929), *Kant und das Problem der Metaphysik*. Klostermann, Frankfurt a. M. 1950.（門脇卓爾・ハルトムート・ブフナー訳『カントと形而上学の問題』ハイデッガー全集第三巻、創文社、二〇〇三年）。本文中に付記された頁数は邦訳の該当箇所である。翻訳は一部変更した。

(28) 木村敏（一九九七）「リアリティとアクチュアリティ」木村敏『分裂病の詩と真実』河合文化教育研究所、一九九八年、一五四頁。

(29) 木村敏（二〇〇四）「一人称の精神病理学へ向けて――ヴォルフガング・ブランケンブルクの追悼のために」木村敏『関係としての自己』みすず書房、二〇〇五年、二五六頁。

(30) 西田幾多郎（一九一一）『善の研究』の「序」。岩波文庫、一九八二年、四頁。

〈基調講演〉

臨床と哲学のあいだ・再考

野家　啓一

1　はじめに

ただ今ご紹介いただきました、東北大学の野家でございます。今日は何といっても木村敏先生のご講演がメイン・イベントで、みなさまもそれをお聞きになりたくて会場にいらっしゃったのだと思いますから、私の話はレコードでいうとB面にあたります。といっても、最近はレコードではなくCDですので、B面といっても若い人には通じないのですね。それで今回のパンフレットを見ても、何か木村先生の方が本格的な哲学者で、私の方は二流の臨床家であるようなタイトルをつけています。木村先生の場合はまさに存在そのものが臨床哲学ですから、今回は「臨床哲学とは何か Ⅱ」というテーマですが、木村先生が座ればそれが臨床哲学になるという、落語の古今亭志ん生みたいな（笑）、座っただけで笑いがとれるという、まさに達人芸の域に達しておられます。私の方は残念ながらそこまで修行を積んでおりませんので、少し工夫をしなければなりませんでした。

先ほど最初に司会者の方からご紹介がありましたが、昨年も「臨床哲学とは何か」という、同じタイトルでシンポジウムが開かれました。その時は木村先生と鷲田清一さんがメイン・スピーカーで、それこそ両巨頭の対決が見られたわけですが、今年は「臨床哲学とは何か」パート2ということで、なぜか鷲田さんのかわりに私がお話をすることになりました。

今回の提題報告では、最初に「1 臨床哲学の立ち位置」というお話をします。それから二番目は最近哲学の領域でも盛んに話題になっている「当事者研究」について考えてみます。当事者研究とは、精神疾患の患者さんやあるいは障害者の方が研究対象としてではなく、研究主体として自らのあり方を自分で研究するという、新しい試みです。そのことのもつ哲学的意味については、今年に入って石原孝二さんや河野哲也さんが中心となって『当事者研究の研究』（医学書院）という本を出され、大変ユニークな考察を行なっています。

ところで、今回の「臨床哲学とは何か Ⅱ」の趣旨説明をご覧いただきますと、真ん中あたりにヴィクトール・フランクルの『夜と霧』から、有名な一節が引用してあります。フランクルの『夜と霧』というのは、いわばナチスの強制収容所における当事者研究とでもいうべきものですが、もう一人、シベリヤ抑留から帰還してきて、その体験をさまざまなかたちで詩や文章にした石原吉郎という詩人がいます。フランクルのアウシュヴィッツにおける強制収容所体験と、石原吉郎のシベリヤにおけるラーゲリ体験、それを一種の当事者研究というかたちで読み解きながら、臨床哲学の立ち位置をもう一度考えてみよう、というのが三番目の課題です。

そして最後に、「臨床哲学における往相と還相」ということで――これまで、臨床哲学は大阪大学を中心に、さまざまなところで試みられてきましたが――今後の課題を提示するということで締め括らせていただきたいと思います。

ところで、私の「臨床と哲学のあいだ・再考」というタイトルには、再び考えるという言葉が使われています。再考というタイトルをつけた理由ですが、これは京都に国際高等研究所というさまざまな研究プロジェクトを支援している組織がありますが、一九九八年度から二〇〇一年度まで、私が研究代表者となって「臨床哲学の可能性――生命環境の諸問題を軸として」と題する研究会を四年間にわたって続けたことがあります。

もちろん大阪大の鷲田さんや中岡（成文）さんにも加わっていただき、その他にもたくさんの方々にご協力をいただきましたけれども、その研究成果を『臨床哲学の可能性』（国際高等研究所、二〇〇五）という報告書として刊行しています。私がまとめ役だったものですから、その巻頭に「臨床と哲学のあいだ」という、総括文のようなものを書きました。それが念頭にあったものですから、それからもう一〇年近くたって、もう一度臨床哲学について考えてみるということで「再考」というタイトルをつけたものです。

国際高等研究所の研究プロジェクトには木村敏先生にもご協力いただだいて、ご講演をいただいたりしたのですが、その時の「趣旨・目的」に次のようなことが書かれています。

「これまでの哲学がアカデミズムの内部で抽象的な〈一般原理〉の探究を目指してきたのに対し、臨床哲学はあくまでも具体的な〈個別事例〉から出発することによって既成の原理をゆさぶり、新たな概念や思考のスタイルを紡ぎ出すことを試みる。[1]」

ちょうどそのころ、鷲田さんは中岡さんと共に大阪大学で大学院の倫理学講座を臨床哲学講座に再編されて、新たな活動を始められました。現在では本日の司会を務めておられる浜渦辰二さんがその後継者というか、臨床哲学講座の教授になっておられます。当時の鷲田さんのお考えでは、哲学や倫理学を専攻して博士号をとってもなかなか就職先が見つからない。それで当時、臨床心理学の方で河合隼雄さんが臨床心理士という資格、国家資格ではなく学会認定の資格のようですが、これをつくったところ、小学校や中学校の保健室でも臨床心理士の採用数が増えたという話を鷲田さんがしておられました。そこで哲学でも臨床哲学士という資格認定をやれば、市役所や村役場など各地方自治体でも食べていけない哲学のオーバードクターを雇ってくれるのではないか、という非常に実利的な考えから臨床哲学は生まれてきたわけです。しかし、その後鷲田さんはそうした功利的考えを棄て、社会の現場との接触を積極的に求めることによって、臨床哲学は非常に大きく成長いたしまして、今では臨床哲学をおいては哲学や倫理学の未来というか、将来を考えることはできないというまでになりました。

ただ他方では、やはり大阪大学には大阪大学の悩みがあるらしく、臨床哲学講座では大学院生を育てているわけですが、その大学院生が運よく大学に就職された時に、そこで自分の立ち位置というか、アイデンティティがなかなか確立できない。鷲田さんや中岡さんの第一世代は、鷲田さんはメルロ＝ポンティの、中岡さんはヘーゲルのそれぞれ第一線の研究者なので、その基盤の上に立って臨床哲学、つまり社会の現場に出ていってさまざまな人の悩みや苦しみを聞きながら、それを哲学の観点から考察するということが成り立っていた。ところが、直接に臨床哲学を専攻しようと目指して入ってきた大学院生は、自分の基盤というものがどこにあるのかなかなか見つけがたい。

これについては後で、浜渦さんからコメントをいただければと思いますが、それで、同じ大阪大学におられる小林傳司さんという科学技術社会論の方が、「臨床哲学というのは良くも悪くも鷲田・中岡の一代芸である」と言っておられます。つまり、なかなか後進には受け継ぎがたい芸だ、というわけです。これは一面では辛辣なコメントで、他面ではほめ言葉になっていますが、創業者のお二人が定年を迎えつつある今、臨床哲学は岐路に立っているかに見える。これはあくまで外側から見た話ですが、内側におられる浜渦さんから、そんなことはないという反論をいただければと思います。ですから、そうした状況のただなかにある現在のこの立ち位置の中で、臨床哲学のあり方をもういっぺん考え直してみたいというのが今日の報告の主旨になります。

2　臨床哲学の立ち位置

ですから、午前中の木村先生の話が臨床哲学のまさに内側から、臨床の現場に立って、「自己性」というものを考察する大変緻密な考察であったのに対して、これからの私のお話というのは、外側から見た、いわば外野席から見た岡目八目の臨床哲学ということになりますので、そのことをご承知おきいただければと思います。

木村先生は『木村敏著作集』の第七巻におさめられている「タイミングと自己」という、一九九三年に発表されたご論文の中で、臨床哲学の木村先生の立場からの定義というか、多分「臨床哲学」という言葉を使われたのはこの時期あたりからではないかと思いますが、「精神医学は経験科学であるから哲学的論議に関与すべきではないというのは、精神医学はこころの治療学であることを断念せよ、というにひとしい。精神病理学は「臨床哲学」であるという側面なしには成立しえない[2]」という、まさに臨床哲学宣言とでもいうべき一文を書いておられます。

ちょうどそれと相前後しまして、これはみなさんご存じかと思いますが、中村雄二郎先生が岩波新書で『臨床の知とは何か』（一九九二）という、大変刺激的なご本を書かれています。その中で――この頃から中村先生はバリ島の魔女ランダに関する考察とか、これまでの西欧的な知のあり方とはちがったタイプの知を掘り起こしていらして――中村先生はそれを北方つまりヨーロッパ方の知に対する「南方の知」とも呼んでおられます。近代科学というのは北方の知の典型ですが、普遍性、論理性、客観性というものを目指してこれまで壮大な体系を形づくってきた。それに対して、「臨床の知」というべき次元が等閑に付され、忘れ去られてきたということで、「臨床の知」を特徴づけるキーワードを次のように三つにまとめておられます。

「近代科学の三つの原理、つまり〈普遍性〉と〈論理性〉と〈客観性〉が無視し排除した〈現実〉の側面を捉えなおす重要な原理として、ここに得られるのは、〈コスモロジー〉と〈シンボリズム〉と〈パフォーマンス〉の三つである。わかりやすく言いなおせば、〈固有世界〉〈事物の多義性〉〈身体性をそなえた行為〉の三つである。そして、これらをあわせて体現しているのが、私が〈臨床の知〉としてモデル化したものなのである。すなわち、このようにして得られるのは、個々の場所や時間のなかで、対象の多義性を十分考慮に入れながら、それとの交流のなかで事象を捉える方法である。[3]」

簡単に言い直せば、「コスモロジー」とは固有の価値をもった世界のことで、抽象的な時間・空間ではなく、具体的な意味を持った人間的時間と場所ということになります。それから「シンボリズム」、これは象徴や図像の使用によるわけですが、数学的な一義性ではなく、曖昧さを含んだ多義性を積極的価値として認める。最後の「パフォーマンス」、これはコミュニケーションの手段として言語行為も含めて身体的な行為を重視する。この三つを、臨床の知の特徴として挙げておられます。

こうして一九九〇年代の初め頃から木村先生の「臨床哲学」とか、中村先生の「臨床の知」とか、そうした言葉が盛んに哲学思想の分野でも飛び交うようになりました。そうした背景もあって、木村先生と中村先生は初め哲学書房から刊行され、後に河合教育文化研究所に引き継がれる『講座 生命』という年報の編集をお二人でなさることになります。

それからもう一人、臨床哲学を論ずるに当たって忘れてならないのは鷲田清一さんです。読まれた方も多いかと思いますが、鷲田さんが臨床哲学について最初に書かれたのは「臨床哲学試論」という副題をもつ『「聴く」ことの力』という本です。その中で彼は「哲学はこれまで語りすぎてきた」と述べています。だから、もう少し他人の話、とりわけ社会の中でさまざまな悩みや苦しみを抱え込んでいる方々のそばに寄り添って、その話に耳をかたむけなければならない、と。そのことが一つの大きな知の力になり得るのだということを、大変見事な文章で綴っておられます。これがいわば、木村先生とも中村先生とも異なる、鷲田さんの「臨床哲学宣言」とも言うべきものです。

もう一冊、河合隼雄先生と鷲田さんのお二人は『臨床とことば』という対談集を上梓されています。この対談集の巻末には「『声』について」というエッセイが収録されていますが、そこで鷲田さんは「ヨーロッパ人は〈理性〉の核心のすがたを聴くことの中に見いだしていた。ドイツ語の理性（Vernunft）は、聴き取る（Vernehmen）、ことに由来し、フランス語の悟性（entendement）も、聴く（entendre）に由来する[4]」と述べておられます。

ヨーロッパではもともと「理性」というのはつまり聴くことであって語ることではなかった。むしろ臨床哲学というのは社会の現場に赴いて、そこで相手から聴き取るという行為に身をゆだねる、そこから出発しなければならない、というのが鷲田さんの臨床哲学の具体的なイメージであったと思います。

鷲田さんが『「聴く」ことの力』を刊行されてから、ほぼ一〇年後ぐらいでしょうか、彼の監修で中岡さんと本間（直樹）さんが編集した『ドキュメント臨床哲学』という、大阪大学の臨床哲学講座での一〇年間の歩みをふりかえった論集を出されています。そこでは鷲田さんが「終わりなき途上で――臨床哲学という試み」と題する前書きを書いていまして、次のような言い方で活動の総括をしています。

「哲学にとって『現場』とはどこだろう。哲学にとって現場とは、何を措いてもまずは、さまざまの言説や理論が交わされる場所、立ち上がる場所であろう。それは研究室でも教室でもありうるし、カフェでもありうる[5]」たぶん鷲田さんはそれに酒場もつけ加えたかったのではないかと思いますが、さらに続けて「臨床哲学は、哲学にとって他者なる別の「現場」に行くことではない。別の現場に行って、幽霊のような傍観者になるわけではない。別の現場において言説や理論が立ち上がるそのプロセスに立ち会うことである。それに異分子として介入することで、議論の流れを変えることである[6]」というふうに、臨床哲学の立ち位置を説明しておられます。

一つには、「傍観者」というのは、Zuschauer というドイツ語がありますけれども、現象学においても、現象を記述する現象学者自身の立ち位置は単なる傍観者であっていいのか、あるいはむしろ事態に介入することなく傍観者に徹するべきではないかとか、そういう議論がなされてきました。鷲田さんは現場に赴くということは「別の現場に行って幽霊のような傍観者になるわけではない」と断言しておられます。ただ、当事者でもないわけです。やはり「異分子」というかたちで臨床哲学者の立ち位置を語っておられるのが非常に特徴的だと思うのですが、その傍観者と異分子の間で営まれる哲学、それが鷲田さんのイメージにある臨床哲学であったと思います。

それをまとめるならば、臨床哲学者の立ち位置というのは、具体的には医師免許や教員免許や看護師資格なんかを哲学者ですから持っていないわけです。鷲田さんもぼくも持っていません。ですから、現場へ直接的に、つまり治療とか看護とかそういうかたちで現場に関与することはできないわけです。実際に大阪大学でこれまでやって来られた活動というのは、医師や看護師や教員の語りを聴く場、言説の場を提供し、そこに議論のかたちで介入していくということであった、と思います。その意味では、直接の現場というよりは一種の「メタ現場」に関わる、そういう立ち位置で臨床哲学は活動してきたのではないか、もし間違っていたら後で浜渦さんに訂正していただければと思います。

しかし他方で、やむを得ない面であるわけですが、哲学という営みは古来「テオーリア（観照）」、つまり理論的な言説の場であって、実際的なプラクシス、実践的な活動ではない。哲学は二五〇〇年以上そういう立ち位置でやってきたので、そのテオーリアとしての側面を捨て去るわけにはいかない。そのことは、最後に「臨床哲学における『往相』と『還相』」という項目で指摘したいと思っています。

それからもう一つは、哲学者は「当事者」ではありえない。つまり、患者や障害者ではありえないし、また一方で医師や看護師でもありえない。しかし考えてみると、医師や看護師も果たしてその当事者なのだろうか。もちろん治療や看護の現場では当事者でありえます。先ほど木村先生から統合失調症の話が出ましたが、当然、一方では医療現場の当事者でありながら、他方で悩み苦しむ者という意味での当事者、つまり患者や障害者ではあり得ないわけです。そこのところで、やはり、臨床哲学というのは木村先生の活動を含めて、当事者との距離の取り方というものが非常に重要なことになってくるだろうと考えています。

3　「当事者研究」が拓いたもの

そこで、そういう考え、「当事者」という概念を考える一つのきっかけを与えてくれたのが、先ほど最初にも言いましたが、「当事者研究」と呼ばれる活動がこのところ盛んに行なわれるようになってきたことです。その活動を哲学者たちが具体的に話題にし、さらにそれを『当事者研究の研究』（医学書院、二〇一三）というかたちで、メタレベルで当事者研究の意味を探り始めているという本に最近出会って、一つの衝撃を受けました。これについては後で、コメンテーターのお一人である榊原さんが詳しいので、そのあたりのことも含めてご批判をいただければと思います。

これの出発点になったのは北海道の浦河町にある社会福祉法人、精神障害者のサポートをしている現場なのですが、「浦河べてるの家」という一九八四年に設立された施設があります。そこで精神障害を病んでいる人たちが直接に自分たちの状況を記述する、ある意味では自分で自分を研究することを始めたわけです。学問的研究というよりは、よりよく自分の身体状態や精神状態を知るために始めたということのようですが、それが一つの、ある意味で発達障害という精神疾患についてきわめてヴィヴィッドな記述となって結実したのが、『発達障害当事者研究』（医学書院、二〇〇八）という書物です。著者は綾屋紗月さんという、アスペルガー症候群の当事者の方です。それからもう一人の著者は、熊谷晋一郎さんという脳性まひの当事者で車いすの生活をしておられますが、同時に医師の資格ももって、小児科医をなさっておられる方です。

それでこの綾屋さんと熊谷さんの共著である『発達障害当事者研究』という本なのですが、これがいろんなところで話題になりました。私のところでも博士論文を書いていた女子院生がこの本を引用しておりましたので、初めてそういう実践活動があるということを知ったわけです。精神的・身体的な障害をもつ方が非常に率直に、自分たちの身体状態や精神状態を、単なる告白という意味ではなく客観視して記述しているわけです。ある意味では、フッサールの現象学がやってきたのはあくまでも健常者の意識の記述なわけです。そうではなくて、障害者の意識の記述というのは、現象学でもこれまでやってこなかった、というかできなかった。それをまさに障害者の方たち自身がやり始めたということで、私自身非常に大きな衝撃を受けました。

それでは、その「当事者研究」とは何かということになりますが、ハイデガー研究者でもある石原孝二さんが編集された『当事者研究の研究』という今年出た本があります。お読みになった方もあるかと思いますが、そこで石原さんは、当事者研究というのは「障害や問題を抱える当事者自身が、自らの問題に向き合い、仲間と共に、『研究』することを指している」(7)と定義しています。それから、当事者研究のトップランナーでもある、先ほどの熊谷晋一郎さんは、次のようなことを述べておられます。

「とはいえ、綾屋さん自身が、『自分の体験を言い得ていそうな概念』としてアスペルガー症候群を発見したというのは紛れもない事実である。まずは、アスペルガー症候群という概念はどのようなものかを知る必要がある。(中略)ＤＳＭ(アメリカ精神医学会の診断マニュアル)などの操作的診断基準のような、表面に現れ出る徴候として定義されるアスペルガー症候群は、当事者の体験を反映していないか、もしくは極度に矮小化している。読んでいて悪意すら感じるほどだ。私は綾屋さんの言葉を丁寧に咀嚼することから始めなくてはならないと思った。[8]」

つまり、DSMに代表されるような診断基準は、いわば客観的に、第三者的な目でその障害者、あるいはアスペルガー症候群を見て、精密にそれを、先ほどの中村雄二郎さんの言葉を使えば、まさに普遍性と客観性と論理性を持った、そういうまなざしで記述しようとしているわけです。それに対して、その記述を読んだ時に、障害者、アスペルガー症候群を病んでいる当事者は違和感を覚えざるを得なかった。それならば、当事者自身が自分の病状について記述すること、そこから出発しよう、というのが当事者研究のスタートラインだったということになります。

それを、石原さんは半精神医学 quasi-psychiatry、これは、六〇年代から七〇年代にかけてクーパーとかレインとかの反精神医学 counter-psychiatry という運動がありましたが、それをもじって、つまり専門家の精神医学ではないけれども、当事者であることの利点、当事者のアドバンテージを生かして半分だけ専門領域に片足をつっこんだ精神医学というような表現をしています。

綾屋さんと熊谷さんはもう一冊『つながりの作法』という共著を書いておられます。そのなかで熊谷さんは、『アスペルガー症候群』という診断名を得た綾屋は、名づけのありがたさを感じつつも」、つまりそのことによって自分の不愉快な思い、言葉にならない経験に名前が与えられたことで、一つは安心できる、自分はこういうふうな精神状態にあるのだということで、その「ありがたさを感じつつも、専門家によって記述される外側からの見立てによる特徴に納得できず」、これが近代科学の普遍性や論理性や客観性ということになるでしょうが、それ「に納得できず、内部の自分から見える景色や内側から感じていることとのズレに対する不満を抱えていた[9]」

と報告しています。そうした観点から、「当事者研究というのは、『「わたし」が「私」のことを記述したり解釈したりする実践』だと言える。この時の『わたし』は、記述したり解釈したりする『主体としての自分』であり、『私』は記述されたり解釈されたりする『客体としての自分』だ[10]」という分析をしています。これは哲学の面からいえば、G・H・ミードに「主我」と「客我」、IとMeという区別があります。このお二人は多分そうした専門用語は知らないと思いますが、まさに自力でそういう概念にたどりついて、自分たちの状況を記述する言葉を丹念に紡ぎ出していった、と言うことができます。

先ほど、フッサールの現象学というのはあくまでも「健常者の現象学」だと言いましたが、こういう障害者の現象学というものが記述され実践されることによって、逆に健常者のもっている風景が裏側から照らし出されてくる。健常者の日常風景に現れている一面性やゆがみ、あるいはこれまで現象学者が自明のものとして記述してきた風景とは違った異貌の風景がそこに立ち現れ、健常者の風景が多くの可能性のうちのワン・ノブ・ゼムにすぎないということが逆にあぶり出されてくるということがあるのではないか、と思った次第です。

もう一つ、当事者研究の立ち位置は、治療の論理、運動の論理、研究の論理のいずれにあるのか、という問題があります。当然ながら、精神医学者が患者と向き合う時には「治療の論理」に立つわけですが、当事者研究というのは自分たちの病気を治そうという目的をもって始めたものではなくて、あくまでこれまでの科学的な記述では掬いとれなかった自分たちの身体状態や精神状態を忠実に記述していこう、というところから始まったわけです。その意味では障害者運動のように社会に対して差別や不公正をアピールするという「運動の論理」でもなく、あくまでも「研究の論理」に立っているということを、綾屋さんと熊谷さんは強調しておられます。「研究の論理」のメリットは「多様性の承認」だという以下のような一節です。

『治療の論理』のもとでは、病気や障害をもたない『お手本としての健常者』というモデルを想定し、そこに近づく努力をし、『完治』に到達することが目指されることになる。これは第一世代が置かれている状況そのものであろう。また『運動の論理』は第二世代で発生しがちな考え方であり、理解のない社会に対抗するために、コミュニティ内では一致団結しなければという合意形成が目指される。その結果、どちらの論理も個人に対してそれぞれ同化的圧力をかけることになり、コミュニティ内の多様性や意見の相違は『克服すべきもの』と見なされたり、『連帯を阻むもの』と見なされたりしてしまう。[11]」

これは障害者運動に限らず、社会運動や政治運動一般に現れるアポリアに対する的確な指摘であると思います。すなわち一定の社会的な力をもつためにはやむをえないことながら、多様性を排して統一と団結を求める性向です。それに対して、研究の論理では、むしろ多様性が尊重されます。

「あらゆる研究がそうであるように、当事者研究においてもいちばん初めに行われることは『一次データ』の収集である。『当事者研究』というからには、個々の当事者が日常実践のなかで得た身体感覚や苦労のエピソードなど、多種多様な一次データが必要になる。ゆえに『研究の論理』では、そういった多様なデータの積み重ねこそが、結果的に『知の信頼性』を保障するものとなるため、多様性は排除されるどころか、むしろ望ましいものとみなされ、興味深く、慎重に、取り扱われることになるのである。[12]」

治療の論理でも運動の論理でも、健常者を理想とする治癒、あるいは社会の差別に対するプロテストにせよ、患者や障害者の方々がいちばん居心地の悪さを感じるのは、常に社会や集団から同化的圧力がかかって、そうでない自分たちは常にマイノリティの位置にとどまらざるをえないということだ、というわけです。それが「研究の論理」に立った時に、そうした同化的圧力から解放されて個別性というものが尊重される、自分は自分でかまわないのだ、という立ち位置に立つことができたということが、ここでは的確な言葉で記述されています。

当事者研究をフォローして行くうちに、私が一番インパクトを受けたのは、「当事者研究は、『自分のことを自分はよく知らない』という前提から始まる」[13]という綾屋さんと熊谷さんの言葉です。だからこそ研究を始めるわけですが、これまでわれわれは現象学でも何でも自分のことは自分がいちばんよく知っている、自分の内面的意識には自分が最も特権的なアクセスの通路をもっているという前提から出発してきたわけです。哲学もその例にもれないわけですが、当事者研究というのは、自分のことについて自分はよく知らないという前提から出発するという。つまり、一人称の特権性や訂正不可能性という哲学にとっての自明の前提が否定されているわけです。これは哲学全体に対しても非常に大きな頂門の一針というか、批判的な視座を形づくるものではないかと思われます。

この節のまとめとして、本日コメンテーターとしておいでになっている内海健さんが綾屋さんと熊谷さんと座談会を行なっており、その一部が先ほどの『当事者研究の研究』に引用されておりますので、後でコメントをいただければと思い、ここで紹介させていただきます。

「ぼくはときどき若手の精神科医に『直接体験にアクセスできるのは患者さんのはずなのに、どういうわけか、医者の側の理解が正しいとされるのが今の精神医学の構造なのだ』と投げかけます。なぜそんなことが許されるのか。（略）今後、精神医学はおそらく変わるでしょう。一方的に医療の側から記述するというのではなくなるのではないでしょうか。[14]」

もちろんこれは当事者研究の当事者を前にしての発言ですので、少し割り引いて聞かなければならないのでしょうが、ただ、一方で精神医学というのは治療の論理に立たざるをえないというか、立たなければならない。それでメシを食べている、治療費をとっているわけですから、当然ながら完治や治癒を目指す治療の論理に立たなければならないわけです。しかし、同時に患者の精神状態や身体状態の記述ということになれば、当然にも当事者のあり方、あるいは当事者の発言を無視するわけにはいかないわけです。そのへんのスタンスは哲学とはまた違った形で精神医学を制約しているはずなのですが、そうしたジレンマについては後でまた、内海さんの方からコメントをお聞かせいただければありがたいと思います。

4　アウシュヴィッツとシベリヤ

当事者研究というのはまさに、過酷な体験の渦中にある人が、自分の身体的・精神的状態を記述するという試みにほかなりません。ここでアウシュヴィッツとシベリヤという収容所での極限状態を体験した当事者の記録と記述ということでフランクルと石原吉郎の二人を取り上げてみたいと思います。

といいますのも、先ほど言及しましたように、今回のパンフレットの主旨文、このいちばん最後にＫＭというイニシャルが書いてありますが、ばらしてもいいのでしょうか（笑）、これは事務局の加藤万里さんが書かれた文章です。今回のシンポジウム「臨床哲学とは何か II」でパネリストに指名され、何を話そうか迷っていた時に、何度もこの主旨文を読み返しまして、ちょうど真ん中あたりに引用されているフランクルの「すなわち最もよき人々は帰ってこなかった」という言葉に行き当たりました。それで、この言葉を手がかりに提題を組み立てようと思ったわけです。それと同時に先ほどの「当事者研究」というものに行き当たりまして、その二つを結びつけたらなんとか話ができるのではないか、というのが私の泥縄式の講演準備でした。実はそんなことを考えながら、石原孝二さんが編集した『当事者研究の研究』という論集を眺めておりましたら、その中に浦河べてるの家を設立した向谷地生良さんの「私自身が、意識的にも無意識的にももっとも影響を受けてきたのはV・E・フランクルが創始した『実存分析』の視点であった」[15]という一文が引かれておりましたので、正直びっくりいたしました。

フランクルは『夜と霧』で知られるアウシュヴィッツ収容所を体験した心理学者ですが、同時に『死と愛』という実存分析入門の本を書いています。その中で「創造価値」と「体験価値」にならぶ第三の価値について次のように言及しています。

「この価値をわれわれは態度価値と呼びたいと思う。なぜならば人間が変えることのできない運命に対していかなる態度をとるか、ということがこの場合問題であるからである。従ってかかる価値を実現化する可能性は一人の人間が運命に対して、それを受取るよりほか仕方がないような場面において生ずるのである。即ちいかに彼がそれに耐え、いかに彼がそれをいわば彼の十字架として自ら担うか、ということが問題なのである。たとえば苦悩の中における勇気。没落や失敗においてもなお示す品位等の如きである。[16]」

これは当然アウシュヴィッツの体験を踏まえているわけですけれども、人間が変えることのできない、降りかかってきた過酷な運命に対して、どう人間は耐えることができるかということを主題に「死と愛」というテーマで書いています。その際に重要なことは、責任を意識化すること、そもそも「運命」というのは自分の責任ではないわけです。フランクルがアウシュヴィッツに収容されたのも、何か罪を犯したからではなく、ただユダヤ人であったという、まったく自分に責任のない事柄に対して責任をとらされているわけです。しかしそれを不幸と諦めるのではなく、むしろ運命というものを自分の責任として積極的に引き受けていく、そこから人間の主体性というものが生まれてくる、というのがフランクルの実存分析の根底にある考え方です。障害者や患者の方々も、ある意味では自分の責任ではないところでそういう障害や病気を抱え込まざるをえなかった。そのことをむしろ逆に自分の責任として主体的に引き受ける、そういうところから出発する。それが当事者研究だということを浦河べてるの家の向谷地さんが述べています。

私としては当事者研究にフランクルの思想が関係していたということはまったく初耳でしたので、今回フランクルの著作を少しまとめて読んでみました。『夜と霧』は新版、池田香代子さんの新しい訳で出ています。旧訳は霜山徳爾さんの翻訳で、シンポジウムのパンフレットの方に引用されているのはそちらの方ですが、それを新版で読みますとこういうふうになります。

「収容所暮らしが何年も続き、あちこちたらい回しにされたあげく一ダースもの収容所で過ごしてきた被収容者はおおむね、生存競争の中で良心を失い、暴力も仲間から物を盗むことも平気になってしまっていた。そういう者だけが命をつなぐことができたのだ。何千もの幸運な偶然によって、あるいはお望みなら神の奇跡によってと言ってもいいが、とにかく生きて帰った私たちは、みなそのことを知っている。私たちはためらわずに言うことができる。いい人は帰ってこなかった、と。[17]」

これがパンフレットの方では、「すなわち、もっともよき人々は帰ってこなかった」という、非常に有名なフレーズになっています。ここの部分だけは旧訳の方が格調が高くていいと思うのですが、それはさておき、フランクルは『夜と霧』の中で強制収容所の体験を記述する際に、一つの自戒、自ら戒める言葉を最初の方で掲げています。これも池田さんの訳ですが、次のような言葉です。

「このような心理学的試みには言うまでもなく方法論的な困難がつきまとう。心理学は、学問的な距離をとれ、と要請する。しかし、収容所生活を体験した者に、体験のさなか彼自身を観察する暇などあっただろうか。もとより、部外者は距離をとっていた。ただし、とりすぎていた。経験の激流から遠く離れていた部外者は、妥当なことを言える立場にはない。（改行）『まっただなか』にいた者は、完全に客観的な判断をくだすには、たぶん距離がなさすぎるだろう。しかしそうだとしても、この経験を身をもって知っているのは彼だけなのだ。」

先ほど当事者研究ということで言われていたのはまさにこのようなこと、つまり身をもって経験している者だけが記述できる事柄というものがある、ということだろうと思うのです。それは科学としての精神医学、つまり普遍性・論理性・客観性を保て、という学問的要請とは対立する。しかし、その時にあまりに自分の体験を重視しすぎると、今度は他者とのコミュニケーションがとれなくなる。その距離の取り方、フランクルは「学問的な距離」と書いていますけれども、そのスタンスが当事者研究にも要求されるきわめて重要なあり方であろうと思います。それをニーチェとはまったく逆の意味で、「距離のパトス」と呼ぶことができる。つまり、当事者が自分自身のことを記述する時には適正な「距離のパトス」をもって記述しないと、ある意味では夜郎自大の告白にしかならない。そういう戒めをフランクルはここで述べているのだと思います。

それでもう一人、「日本のフランクル」と呼ばれている石原吉郎という詩人がいます。私たちの学生時代には大変人気があったというか、非常によく読まれていたのですが、残念ながら今の学生に聞いてもほとんど知っている人はいないですね。ただ、最近ようやく『石原吉郎詩文集』が講談社文芸文庫に収められ、主な作品を読むことができるようになりました。彼は一九三九年に応召して、敗戦の年から八年間シベリヤに抑留されました。一九五三年に特赦によって日本に帰国したわけですが、それから彼は詩を書き始めて、「位置」や「葬式列車」などよく知られた詩があります。それらをまとめた『サンチョ・パンサの帰郷』という詩集、ドン・キホーテではなくて付き人のサンチョ・パンサに自らをなぞらえているわけですが、その詩集でH氏賞という現代詩の世界では権威ある賞を受賞しています。

同時に石原は自らのシベリヤ体験をさまざまなかたちで記述していくわけですが、それはフランクルの『夜と霧』とある意味ではペアになるような、ラーゲリでの極限的な体験を当事者の目から記述した作品として結実します。『サンチョ・パンサの帰郷』の「あとがき」の一節を引用しておきましょう。

「〈すなわち最もよき人びとは帰ってこなかった〉。〈夜と霧〉の冒頭へフランクルがさし挿んだこの言葉を、かつて疼くような思いで読んだ。あるいは、こういうこともできるであろう。〈最もよき私自身も帰っては来なかった〉と。今なお私が、異常なまでにシベリヤに執着する理由はただ一つそのことによる。私にとって人間と自由とは、ただシベリヤにしか存在しない（もっと正確には、シベリヤの強制収容所にしか存在しない）。日のあけくれがじかに不条理である場所で、人間は初めて自由に未来を想いえがくことができるであろう。[18]」

石原吉郎は先ほどのフランクルの「最もよき人々は帰ってこなかった」というフレーズになぞらえて、自分の体験を「最もよき私自身も帰っては来なかった」と述べ直しています。フランクルが心理学者として、『夜と霧』のなかで自分と他人との関係に焦点を合わせた記述をしているとすれば、石原吉郎は詩人として自分と自分の差異といいますか、その齟齬に執着した言葉を一貫して『望郷と海』などのエッセイ集で綴っています。

この「あとがき」は三節あって、第二節では、全文ではないのですが、『『もしあなたが人間であるなら、私は人間ではない。もし私が人間であるなら、あなたは人間ではない。』これは私の友人が強制収容所で取調べを受けた際の、取調官に対する彼の最後の発言である。その後彼は死に、その言葉だけが重苦しく私の中に残った。この言葉は挑発でも、抗議でもない。ありのままの事実の承認である[19]」と述べています。これは石原吉郎が収容所で一緒だった鹿野武一という軍人が、収容所の、当時のソビエトの取調官に向かって言った言葉として石原吉郎は記述しているわけです。

それから第三節では、「人間の体験の中にはよしんばそれが共同の体験であっても、絶対に共有できない部分があり、その部分を確認することだけが、かろうじて〈私が生きた〉という実感につながる[20]」とも述べています。

これは先ほど当事者研究で言及された同化的圧力に関わりますが、つまり「私」ではなく「われわれ」の共同性の中に自己を解体吸収してしまうような考え方を、石原吉郎は一貫して拒否してきました。それがまさにこの絶対に他者と共有できない部分です。そして、木村先生のお話の中に西田幾多郎の「絶対の他」という言葉が出てきましたけれども、石原吉郎が「最もよき自分自身も帰って来なかった」あるいは「共同の体験であっても絶対に共有できない部分がある」と述べているのは、まさにそれを確認することによってしか他人とのコミュニケーションが成立しえない領域を指している。逆に言えば、それがまさにあかし、他人と交通ができる唯一の窓口であり、〈私が生きた〉という実感、あるいは「最もよき私自身も帰っては来なかった」と自覚する、そこのところで、石原吉郎は「絶対の他」という領域に触れているのかもしれない、と私自身は思いました。

5　臨床哲学における「往相」と「還相」

そろそろ時間がまいりましたので、最初に申し上げましたが、臨床哲学における「往相」と「還相」に触れることで、何とかまとまりをつけたいと思います。

「往相」と「還相」というのは、浄土宗あるいは浄土真宗の用語で、とりわけ親鸞がよく使っている言葉です。ご存知のように、吉本隆明が『最後の親鸞』という本の中で、この「往相」と「還相」に関する考察を展開しており、知られるようになりました。要するに、ふつうにいえば、「往相」というのは浄土に行くことですね、西方浄土に行くことです。ところがいったん西方浄土に行ってもういっぺん帰ってくる。帰ってきて、衆生済度というか、迷える民衆を救済する。行ったきりにはならない。自分が極楽往生すればそれで終わりとはならない。そこからもういっぺん現世へ戻ってきて、苦しんでいる衆生を救済する。それが「還相」という観念に結びついているわけです。吉本隆明は「念仏によって浄土を志向したものは、仏になって浄土から還ってこなければならない」としながら、往相を「自然的な上昇」、還相を「自覚的な下降」と特徴づけています。[21] ここでは、これを少しばかり意味をずらして使いたいと思います。

臨床哲学者は鷲田さんがいわれるように、現場に赴いて当事者の声に耳を傾けることから始めます。そのことができても、当事者そのものになることはできないわけです。だからむしろ、当事者性を断念するという、そこのところから臨床哲学は出発せざるを得ない。臨床哲学を鷲田さんは「ベッドサイド・フィロソフィー」という英語に訳したことがありますが、患者や障害者の方々が苦しんでいる傍らに寄り添うことしかできない。当事者になることはできません。しかしその、当事者性の断念という地点からむしろ、哲学を再出発させようとするのが臨床哲学のスタートラインであろうと思われます。

他方、哲学を名乗る以上は哲学たること、つまりは言葉による記述と説明という作業を手放すわけにはいかない。言葉というものは当然、ヴィトゲンシュタインの私的言語、プライベート・ランゲージではありませんが、必ずや否応なしに、自分だけの固有の体験を記述しても普遍性をもってしまう、もたざるを得ないという側面があります。

ですから臨床哲学における「往相」、すなわち社会の現場へ赴くということでは、現場の個別事例に徹底的にこだわりぬく。そういう意味では、これまでの哲学は普遍的な事例しか考察の対象としてこなかったわけですが、個別の事例に接して当事者の語りを聴き取る。そういう往相の場面では、多分先ほど触れました当事者研究との連携というのも、ある程度は可能であると思われます。

しかしその「還相」の方ですね、臨床哲学はそこからもういっぺん哲学の現場へと戻ってこなくてはならない。その時には、あまりに現場性と当事者性というものを重視し、そこにこだわりすぎると、先ほどのフランクルの言葉ではありませんが、「学問的な距離」というものがとれなくなる。ですから、還相では現場性と当事者性というものをとりあえず括弧に入れる、あるいはエポケーした上で自己表現の言葉を紡ぎ出す、という難しい立ち位置を臨床哲学は要求されざるを得ない。その往相と還相の微妙なバランス感覚の必要こそ、臨床哲学を「一代芸」と言わしめたゆえんではないかと思われます。

最後に、往相と還相のあいだに横たわる「沈黙」の意味について触れておきたいと思います。先ほど石原吉郎の文章を引用しましたが、彼には「失語と沈黙のあいだ」というエッセイがあり、先の『石原吉郎詩文集』に収録されています。そこでは「ことばがさいげんもなく拡散し、かき消されて行くまっただなかで、私たちがなおことばをもちつづけようと思うなら、もはや沈黙によるしかない[22]」と述べられています。また、石原の詩、ポエムは、ほとんど失語と沈黙の寸前であるような短い、寸鉄人を刺すような詩が多いのですが、彼は「詩の定義」について次のように語っています。

「詩における言葉はいわば沈黙を語るためのことば、『沈黙するための』ことばであるといっていい。最も耐えがたいものを語ろうとする衝動が、このような不幸な機能を、言葉に課したと考えることができる。いわば失語の一歩手前でふみとどまろうとする意志が、詩の全体をささえるのである[23]。」

おそらく臨床哲学、つまりさまざまな現場に赴いて当事者の方々の話を聴くという行為においては、たぶん哲学者はその前で沈黙をせざるを得ないだろうと思います。ただし、沈黙して「失語の一歩手前でふみとどまろうとする意志」と石原は言っていますけれども、それがまさに哲学の言葉を立ち上げる起点、出発点になるべきだし、ならなければならない。そのことを忘れる時に、臨床哲学は現場の特権性に居直った、単なる自己満足の言葉となってしまうだろうと私は考えています。

いま臨床哲学の「還相」というのは、この「失語の一歩手前でふみとどまろうとする意志」に支えられなければ自己満足に堕するであろう、と言いましたが、それゆえ臨床哲学が目指すのは現場への「距離のパトス」をもって、「具体的普遍」の次元に触れる言葉を紡ぎ出すことでなければならない。「具体的普遍」というのはヘーゲルの言葉ですが、ヘーゲルの概念そのままではなくて、要するに抽象的な普遍や机上の空論を排しながら、まさに個別の事例から切り離せない、現場での体験に裏打ちされた具体性をもった言葉ということです。しかし言葉であるかぎり、それは具体的でありながら普遍性をもたざるを得ない。そうした二つの次元に触れた言葉、往相と還相の微妙なバランスのうえに立ち上がる言葉を紡ぎ出すことが、臨床哲学のこれから進むべき道ではないかと私自身は考えております。ご静聴ありがとうございました。

注

（1）野家啓一「『臨床』と『哲学』のあいだ」、高等研報告書『臨床哲学の可能性』国際高等研究所、二〇〇五年、七頁。

（2）木村敏「タイミングと自己」、『木村敏著作集』第七巻、弘文堂、一九九三年、一一八頁。

(3) 中村雄二郎『臨床の知とは何か』岩波新書、一九九二年、九頁。
(4) 河合隼雄・鷲田清一『臨床とことば』朝日文庫、二〇一〇年、二三七頁。
(5) 鷲田清一監修、本間直樹・中岡成文(編)『ドキュメント臨床哲学』大阪大学出版会、二〇一〇年、xii頁。
(6) 同前。
(7) 石原孝二「当事者研究とは何か」、石原孝二(編)『当事者研究の研究』医学書院、二〇一三年、一二頁。
(8) 綾屋紗月・熊谷晋一郎『発達障害当事者研究』医学書院、二〇〇八年、一九一頁。
(9) 綾屋紗月・熊谷晋一郎『つながりの作法』NHK出版生活人新書、二〇一〇年、一〇三―一〇四頁。
(10) 同前、一一一頁。
(11) 同前、一二五―一二六頁。
(12) 同前、一二六頁。
(13) 同前、一二七頁。
(14) 池田喬「研究とは何か、当事者とは誰か」から重引、前掲書『当事者研究の研究』一二七頁。
(15) 前掲書『当事者研究の研究』三二頁。
(16) ヴィクトール・フランクル、霜山徳爾訳『死と愛』みすず書房、一九五七年、五三―五四頁。
(17) ヴィクトール・フランクル、池田香代子訳『夜と霧』みすず書房、二〇〇二年、八頁。
(18) 石原吉郎「三つのあとがき」、現代詩文庫『石原吉郎詩集』思潮社、一九六九年、一〇〇頁。
(19) 同前。
(20) 同前、一〇一頁。
(21) 吉本隆明『最後の親鸞』ちくま学芸文庫、二〇〇二年、一四五頁。
(22) 石原吉郎『石原吉郎詩文集』講談社文芸文庫、二〇〇五年、一四八頁。
(23) 同前、一一頁。

〈基調講演へのコメント〉

「あいだ」と「二」

谷　徹

1　精神医学と哲学との「あいだ」に向けて

臨床哲学シンポジウムは精神医学と哲学の「あいだ」で営まれている。木村氏と野家氏の講演に対してコメントする前に、私なりに「あいだ」について考察しておきたい。「あいだ」という概念は木村敏氏が独自に展開された諸概念のなかでも最も重要なものであり、他方また、幾人かの哲学者たちもそれぞれに展開してきた概念であるが、そもそも「言葉」としてみても、さまざまな意味を内含している。この言葉の意味を考えるだけでも、精神医学と哲学は「あいだ」で「一致」する（「一つ」になる）わけではない、ということが暗示されると思う。「あいだ」は「二」の場ではない。

そこで、「言葉」の意味を確認してみたい。「あいだ」は、元来、ドイツ語では前置詞（副詞的に用いられる場合もあるが）の zwischen、英語では between であり、これらの名詞化である。これらはともに、木村氏も講演で触れていた、インド・ヨーロッパ祖語（印欧祖語）の *dwo-* に由来する。この *dwo-* は「二」を意味する。ドイツ語の zwei、英語の two、フランス語の deux などの語源である。

「二」の話になったが、それがどうなのだ、と訝しく思われるかもしれない。日本語話者の使う漢字の「二」の形は「一」にもうひとつ「一」を足したものであり、とりわけて含意をもたないとすれば、こうした「疑い」の声が出てくるのも当然だろう。しかし、インド・ヨーロッパ系では、英語やフランス語に duel（ドイツ語では Duell）、ドイツ語に Zwist といった語がある。この duel は「決闘」を意味し、Zwist は「闘争・反目」を意味する。これらが *dwo-* の系列に属することは、「二」目瞭然だろう。インド・ヨーロッパ系言語における「二」は、対立・敵対・分裂のニュアンスを含んでいる。これに対して、「一」は、統一・同一・単一といった意味をもつ。たとえば「対立」と「統一」では、どちらが「よい」と感じられるだろうか。

さて、このように語源学の「辞書」に書かれていることを引き合いに出すと、（大哲学者から）「辞書は思考しない」と言われそうである。では、「哲学書」はどうだろうか。「哲学書も思考しない」かもしれない。哲学の「書」にもいろいろあって、玉石混淆である。そこで、ありふれた書ではなく、ほとんど「バイブル」（この言葉自体、もともと「書」を意味し、そこからいわば *the* book の意味が生じたのであろうが）に近い古典的な哲学の書として、アリストテレスの『形而上学』を引き合いに出してみよう。アリストテレスは、「同一性」を「一」の一種とする。「したがって明らかに、物事の同一性《タウトテース》〈同じであること〉は統一性《ヘノテース》〈一つであること〉の一種である」[1]。これに対するのが「ヘテラ」（他である、異なる）だが、これは「一つより多くある」ことによって規定されている。「一つより多くある」は、「二」あるいは「それより多い」ということである。ヨーロッパ哲学は、不変なもの、他にならない「一」なるものを求めることから始まったし、それが困難になった場合には、「多」を「一」に統一することを試みてきたが、それゆえ逆に、「一」にならないものとしての「二」は敵視され、せいぜい脇役にされてきた。いくらかポストモダンな語り口だが、そう述べても大過ないだろう。

　もちろん反例もある。ニーチェである。ニーチェによれば、「〈bonus〉〈＝よい〉とは、闘争（Zwist）の人、分争（duo（二つに分かれ争う））の人、すなわち戦士を意味すると思われる」[2]。ニーチェの「語源学」はあまり当てにならない気がするが、彼の「哲学」は、「闘争」、「分争」、「戦士」を「よい」に割り振っている。しかも、彼は、「闘争」、「分争」を、明らかに「二」に由来する言葉として用いている。こうした「二」の重視は、「ダイナマイト」を自認するニーチェ自身の傾向としては理解しやすい。彼は「一」を破壊しようとしたのだ。

　ついでにいえば、ニーチェは言語と哲学の類縁性を強調している。「言語上の類縁性の存するところ、まさにそこでは文法の共通な哲学のおかげで──思うに、同様な文法的機能による支配と指導とのおかげで──始めから一切が哲学体系の同種の展開と順序とに対して準備されていることは、全く避けがたいところである。同様にまた、世界解釈の或る別の可能性への道が塞がれていることも避けがたい」[3]。これは、哲学の言語拘束性のテーゼだと言えるだろう。哲学が言語に完全に拘束されているならば、言語の限界がそのまま哲学の限界になるだろう。そうであれば、「辞書」と「哲学書」も、結局のところ、違いがなくなるだろう。私自身は、哲学が言語によってまずもって拘束されていることこそが、むしろ、哲学が他の言語と他の哲学に開かれるための可能性の条件だと考えているのだが、ここでは、ニーチェの主張を確認するにとどめたい。

さて、*dwo-* に戻ると、これは、ドイツ語の Zweifel、英語の doubt、フランス語の doute、ラテン語の dubitatio、すなわち「疑う・懐疑する」ということにもつながっている。「疑う」というのは、選択肢や可能性が「一」にならないことであり、その意味で安定せず、むしろ「二」が対立し、揺れ動くことである。さらにもう一歩進めると、Zweifel（疑い）を含むドイツ語の Verzweiflung は「絶望」といった意味をもつ。「疑い・懐疑」と「絶望」は、言葉・言語のうえでつながっているのである。この「絶望」の語の構成を巧みに使っているのがヘーゲルであり、彼のいう「絶望」は、単純に「希望がないこと」（Hoffnungslosigkeit）——カントはこの言葉を使って「懐疑論」と「絶望」を結びつけた——ではなく、「疑い・懐疑」の「二」がますます強まって、それゆえますます「分裂」「対立」「闘争」してしまうことを意味する。ヘーゲルは、こうした「二」がますます「二化する」運動を徹底させることで、かえって最終的に「一」の統一を見出そうとした。この意味で、ヘーゲルは「二」をつうじた「一」の守護者である。逆に、ニーチェは「二」による「一」の破壊者である。

さて、「あいだ」はどうだろうか。「あいだ」を意味するドイツ語の Zwischen や英語の Betweenness は、最初に述べたように、やはり *dwo-* すなわち「二」から派生した。それゆえ、それは、ヨーロッパ的伝統のなかでは、ここまで述べてきたような「二」の勢力圏内にある。こうした「あいだ」という概念は、M・ハイデガーや B・ヴァルデンフェルスが使っている。他方、日本語で考えれば、「あいだ」は、関連する語として「間柄」をもつ。これはもちろん和辻哲郎の中心概念だが、木村氏にも影響を与えている。さらにまた、臨床哲学シンポジウムを支えてこられた坂部恵氏も、「あいだ」を「あわい」と言い換えて、説明を与えている。引用しよう。

「この語〔＝〈あわい〉〕の通常の意味は、間、ドイツ語でいう Zwischenraum という意味ですね。しかし、それはたんなるstatischな、静的な、静かな間とは違う。むしろ、〈あわい〉という言葉が、語り・語らい、はかり・はからい、というような造語法と同じで「あう」という動詞そのものを名詞化するところでできた言葉、〈あわい〉という言葉はそういう意味で、元来スタティックというよりはダイナミックな動的な意味、あるいは……動詞的な意味、述語的な意味をはじめから非常に強く含んでいる言葉であります。これは西田哲学の根本概念である「場所」というのがやはり動的な述語の「場所」として考えられていることと符号、一致することだと思います。わたしは外国語で〈あわい〉という言葉をあらわすときには、自己流でありますけれどもZwischenheit-Begegnungとか英語の場合にはBetweenness-Encounterと、フランス語ではentreté-recontre、そういうふうにして〈あわい〉という日本語のニュアンスを伝えようとしております[4]」。

このように、坂部氏は「あいだ」=「あわい」を日本語の「あう」（あふ）から説明している。日本語の「あう」には漢字の「会」（會）、「逢」、「遭」、「遇」、「合」などが対応するが、これらは、そもそも同一でない他なるものものが（会う・合う）関係のうちに入ってくることを示しているだろう。

このことを補う形で、坂部氏は、ドイツ語のBegegnung、英語のencounter、フランス語のrencontreを示すが、これらにはそれぞれgegenとかcontraが含まれている。これらは、「対立」「対抗」「対向」を意味する。ヨーロッパ語の「出会い」（Begegnung, encounter, rencontre）は、単純な「一」にならない、対立的要素を含む。しかし、この考え方はさらに展開されるように思われる。ドイツ語のgegenは英語のagainstと同根であり、どちらも「反して・対して」を意味する。しかしまた、againstはagain（またもや・ふたたび）とも同根である。これは、ドイツ語のwider（対抗して）とwieder（またもや）が同根であることと対応しているだろう。「またもや」とは、〈同一なものが時間的距離を置いて現れる〉ことであるとすれば、そこには、同一なものの時間的距離による分裂・対立が見て取れる。あるいは、「またもや」とは、〈時間を置いて現れたものが同一なものである〉ことだとすれば、そこには、分裂・対立しているものの同一化が見て取れる。さらに、contra は、contrary（反対の）の意味をもつ。しかし、この語のインド・ヨーロッパ語根は ***kom*** であり、元来は「そばに・いっしょに」といった近接の意味をもつ。ちなみに、木村氏の用いる語に「メタコイノン」（集団的主体性ともいえる）があるが、そこに含まれる ***koinon***（共同体）もこの語から派生している。このように「辞書」を参照すると、分裂と同一化、対抗と近接は（同一ではないが）もともと不可分だ、という考えが生まれてくる。そして、「あいだ」＝「あわい」は、この両方向の不安定な揺れ動きが起きる「二」の場だという考えに発展する。坂部氏の説明は、このような補足的な解釈をも呼び起こす。

坂部氏の説明は間文化的な文脈のなかでのものだが、精神医学と哲学の「あいだ」＝「あわい」においても同様のことは十分に言えるであろうし、実際、これまで、そうした「あいだ」＝「あわい」として臨床哲学シンポジウムは展開されてきたと私は思っている。

2　木村敏氏に向けて

私はこれまで何度も木村氏の講演を聴いてきたにもかかわらず、本日の講演は、ある種の感動を与えるものであった。ただし、ここまで述べてきたこととの関連から、木村氏の講演の内容と「一」致しすぎない、「二」の方向でコメントしたいと考えている。

精神医学と哲学の「あいだ」＝「あわい」である臨床哲学シンポジウムにおいて思い出しておきたい話がある。

それは、木村氏がハイデガーと「会って」話したとき、ハイデガーが、精神病者は頽落のうちにあるということを述べたという話である（この話は木村氏の論文のどこかにも書かれていたと思うが、その箇所が思い出せないので、表現が不正確かもしれない）。「本来性」と「非本来性・頽落」というハイデガーの哲学的枠組みのなかでは、精神病は後者に属するのだろう。そうしたハイデガーの考え方そのものも興味を引くが、しかし、それよりも、この場合には精神医学と哲学が「あいだ」＝「あわい」において適切に出会わなかったのではないか、と私には思われる。

今回の臨床哲学シンポジウムでは、木村氏は「またもや」ハイデガーに言及している。取り上げられたのは、そのカント解釈、すなわち自我と時間との関係をめぐる解釈である。

ここでその解釈から少し離れるが、そもそもカントでは、「自我」は「超越論的統覚」の自我であることを強調しておきたい。カントをカントたらしめている重要な区別が、「経験的」と「超越論的」、「アポステリオリ」と「アプリオリ」の区別であることを否定する者はいないだろう。この四項は完全に二項ずつ縦横十字交差的に分類されるわけではないが、しかし、カントの意味での「超越論的」の概念はその内部に「アプリオリ」を含むので、[5]「超越論的・アプリオリ」をひとまとめにしよう。そして、「経験的・アポステリオリ」と対立させよう。もし精神病が「自我」――木村氏はむしろ「自己」の語によって通常の「自我」ではないものを問題にしているが、カントの文脈では主に「自我」が問われる――に関わるならば、その「自我」は超越論的・アプリオリだろうか、経験的・アポステリオリだろうか。同様に、「精神病」そのものはどうだろうか。

さらにもう少し離れることをお許しいただきたい。「可能性の条件」という場合の「可能性」は、カントの「超越論的図式」においてはこう規定されている、すなわち「可能性の図式は、さまざまな諸表象の綜合と時間一般の諸条件との合致[6]」である。だから、「可能性」の場合には、当該の表象がアプリオリなものとしての時間一般の諸条件と（対立せず）合致していれば、それでよい。これに対して、「現実性」は、図式そのものとしてはアプリオリだとしても、直観を介して経験的なものが与えられてこそ、真に発動される。「可能性」はそれすら必要としない。この意味では、「可能性」の図式は「最も純粋に」アプリオリであろうし、経験の「可能性」の条件はまさしくそうしたものとみなされる。このことも含めて、経験の「可能性」の条件としての「超越論的・アプリオリ」と、「経験的・アポステリオリ」の二項に分けて考えたいと思う。そうすると、「精神病」はこのどちらに位置するのだろうか[7]。

もし精神病によって経験一般、認識一般の可能性の条件が満たされなくなるのであれば、それは、経験ないし認識が（なんらかの側面で）不可能になるということを意味するだろう。しかし、精神病は、経験的・アポステリオリな次元に属しているのではなかろうか。そうであれば、精神病の場合には、超越論的・アプリオリな可能性の条件が経験的・アポステリオリなものによって満たされなくなったり、阻害されたりすることになるが、そうしたことは、カントの議論の枠内ではそれこそアプリオリに不可能だと思われる。

ハイデガーの純粋時間の自己触発の議論は、経験から「純粋な」自己触発を扱っている。それは、経験から純粋なのだから、経験によって影響を受けないであろう。後からの経験によって影響を受けたら、それは純粋でないことになる。実際、木村氏の引用を再引用すると、「こうして時間の本質は、経験に先立つ純粋な自己触発にある」とされている。この自己触発は経験に先立つ。そして、このような純粋な自己触発が、それ自体超越論的な「自己」（自我）の成立を可能にする。

精神病は、経験的・アポステリオリではなかろうか。木村氏の講演では、こうした自己触発構造が「ノエシス的自己限定」と読みかえられ、さらに「若年期に特徴的な、統合失調症と呼ばれる病的な事態においては、ノエシス的自己の自己限定が十分に機能していない」と言われている。この「若年期」という言葉は、経験的・アポステリオリな次元を指し示していないだろうか。そうであれば、カントおよびハイデガーの議論と、木村氏の議論は、次元が異なっているのではないか。「一致」していないのではないか。しかし、逆の問いも成り立つだろう。すなわち、もし精神病によって認識の可能性の条件が影響を受けるとすれば、その認識の可能性の条件そのものが超越論的・アプリオリではなく、経験的・アポステリオリではないだろうか。こういう問いが生じてくる。

このように、精神医学と哲学の「あいだ」では簡単に「一」が生じない。このことをまず確認しておきたいと思う。

3 「あいだ」＝「あわい」に向けて

では、先の木村氏とハイデガーの会話の場合と同様に、ここでも精神医学と哲学が「あいだ」＝「あわい」において適切に出会わないのだろうか。しかしながら、こうした不一致・二・疑いが顕わになる（現れる）ときにこそ、かえって、新たな思考の可能性が生まれるかもしれないと私は考えている。

あくまでも仮定であるが、もし精神病が経験の可能性条件に関わるものだとすれば、それは、経験的・アポステリオリと超越論的・アプリオリ性の峻別に対して、それは、むしろ両者の「あいだ」＝「あわい」を開示しているのではなかろうか。他方、私の見るところでは、哲学における現象学の「超越論的経験」といった考え方などは、両者の「あいだ」＝「あわい」を積極的に切り拓こうとするものであるように思われる。では、超越論的・

アプリオリと経験的・アポステリオリの峻別から、つまり相互に外的な「二」から出発せずに、むしろ、両者がそこに含まれる「あいだ」＝「あわい」から出発するときに、両者はどのような関係にあるのだろうか？　たとえば因果関係のような関係、基づけ関係のような関係、循環関係のような関係、あるいはさらに他の関係かもしれないが、どのような関係だろうか？　この点、木村氏のお考えを伺うことができれば、と思う。

この問いは、さらにもうひとつの概念、すなわち、「もの」としてのリアルな自己と、「こと」としてのアクチュアルな自己と、さらに、そのどちらでもないヴァーチャルなものとの関係を問わざるを得ないように仕向ける。ヴァーチャルなものはそれ自体として現れることがないが、これが「自己」の根底に潜んでいる。「こと」としての動詞的な運動によって「もの」として自己が現れ・成立する。この事態を「中動態」という概念によって表現してみよう。近いところでは、ロルフ・エルバーフェルト（Rolf Elberfeld）という、西田幾多郎などを研究しているドイツの哲学者が『言語と諸言語』（*Sprache und Sprachen*）という本を書いて、西田幾多郎や西谷啓治はもちろん、日本の古典文学なども引きながら、日本語における中動態を論じている。これについて語るほうが、本日のコメントとしては「一」致点が見出しやすいかもしれない。しかし、ここでは「二」の可能性を広げる方向に議論を進めてみたい。

中動態に注目し、明確な解釈を与えたのは、木村氏も述べているように、バンヴェニストであろう。彼は、動詞の「能動態」、「受動態」、「中動態」と呼ばれてきたものを再考する。「受動態」は「能動態」の裏返しにすぎない。異質で重要なのは「中動態」である。これが発展していたのは古代ギリシア語であり、これを軸にしてバンヴェニストはアリストテレスの「哲学」における「カテゴリー」をギリシア語の構造から解明して見せた。バンヴェニストも、ニーチェと同様、哲学の言語拘束性を示したと言えるだろう。

しかし、ここで重要なのは、むしろ、彼が「中動態」を「内態」として捉え直しているという点である。「内態」とは、主語が当該の動詞の過程の内部に位置することを意味する[8]（これに対して、「能動態」では主語が当該の動詞の過程の外部に位置するので、それは「外態」として特徴づけられる[9]）。

「自己」の起源がヴァーチャルなものにあるとすれば、そしてそこに中動態を見るのであれば、「自己」はヴァーチャルなものの中動態的＝内態的な運動過程の「内部」で生じてくるということになるであろう。あるいは、ヴァーチャリティという概念がそれ自体のうちに、「自己」が「現れてくる（*phainesthai*）」（という、中動態的に表現されるような運動過程）、「自己」が「現れてくる・おのれを示す（sich zeigen）」（という、中動態動詞を代理する再帰動詞で表現されるような運動過程）を含むのだろう。さてしかし、アクチュアリティはどうだろう。アクチュアリティ（actuality）は、直接にアクティヴィティ（activity）でないとしても、アクト（act）に由来し、能動態（active voice）と類縁的であるように思われる。しかし、ヴァーチャリティとアクチュアリティに、そしてまた、中動態と能動態に、分裂した「二」を見るべきでないように思われる。重要なのは、中動態と能動態の「あいだ」＝「あわい」である。この「あいだ」＝「あわい」において見れば、能動態は、（本来は）中動態を引き継ぐような仕方で発動するのではなかろうか。

「自己」はまず中動態において現れてきて、それが能動態的に機能するようになる、すなわち、アクチュアルに機能するようになる。この両者は、前者を後者が引き継ぐような関係にある。しかしながら、能動態はまた「外態」でもある。このとき、主語としての「自己」は、それが能動態的に遂行する「作用」に対して（少なくとも）相対的に独立したものとなる。リアリティとしての「自己」は、こうしたものであるように思われる。

こうした解釈は exact だろうか。この exact という語は「強引に取り立てる」という意味と、そこから派生した「正確な」という意味をもつが、どちらだろうか。

もしこうした解釈がある程度「正確な」解釈であるならば、「またもや」問いが生じてくる。ヴァーチャリティ・アクチュアリティ・リアリティが生じる場面全体は、超越論的・アプリオリであろうか、それとも、経験的・アポステリオリであろうか。おそらく、この二分法そのものが不適切・不十分であろう。中動態動詞のなかで現れてくる「自己」は、経験に先立たないだろう。しかし、それは、全面的に経験に依存するばかりでもないだろう。そもそも「自己」というものがすでに（脆弱な仕方においてであれ）成立しているとき、その成立の「現場」においてこそ、「自己」は問われうるのであるから、「自己への問い」は、それ自体が「自己」の成立を超越論的に（その可能性の条件として）前提している。「自己」は、成立した「自己」によってしか（それゆえ遡及的にしか）問われない。この意味での超越論的・アプリオリは消し去ることができない。

このように自己によって問われる自己の成立は、超越論的・アプリオリと経験的・アポステリオリという二分法をいったん認め、しかし、それをある意味で逆転させ、そして両者の動的な（すでに暗黙のままに開かれている）「あいだ」＝「あわい」をさらにことさらに開く作業のなかでのみ、解明されるだろう。私はこのように考えるが、木村氏はどうお考えか、お尋ねしたいと思う。

4　野家啓一氏に向けて

今回の臨床哲学シンポジウムで、私はたいへん得をしたと感じている。過去何年かにわたって、私は「司会」を仰せつかることが多かったが、今回はその任を解かれて安心できたという意味で得をしているが、それ以上に、刺激的な話を〈聞く〉ことができたということでも、得をしたと感じている。

さて、野家氏とは、今年（二〇一三年）の後半に「会う」機会が多く、今回が三回目になる。[10] これほど短い「あいだ」に連続的に話すと、もう話すことがなくなってしまう。その意味では、今回のコメントはいささか困るのだが、しかし、先の木村氏へのコメントに関連していえば、野家氏の今回の講演では、やはり「あいだ」における「二」極の往還運動が主題になっていたと思われる。「往相」と「還相」もその例である。「一」方通行でない「二」方向である。それは、とりわけ、「経験」と「言語」（ことば）という「二」極の「あいだ」における往還運動であった。そして、この「あいだ」が、「臨床」と「哲学」の「あいだ」におおよそ重ねられていた。野家氏の言葉では、それは個別と普遍、あるいは、沈黙と言語化というような二極の関係として示されていた。この捉え方は、そのまま、野家氏の「物語（り）論」の構図と重なるし、いや、そもそもそれ以前からの野家氏の基本的スタンスとも重なっている。さらにいえば、その後、野家氏も罹災者となられた東日本大震災の経験と、それを物語る言葉・言語との関係とも重なっているだろう。

私の見るところでは、「言語」（ことば）は「経験」（ことがら）を「ことさら」に現れさせる。もう一言付け加えれば、「言語」（フッサールの用語では「表現」）は、「経験」を「ことさら」に現れさせる「媒体」である。[11] この「媒体」は、ドイツ語ではMediumであり、このMediumは「中動態」も意味する。ここには、「言葉・言語」を中動態的媒体と捉える可能性が暗示されている。こうした中動態的媒体が、能動態的主体に引き継がれる。

本日の話のなかでは、シベリアやアウシュヴィッツが登場した。ひじょうに印象的であった。このような場合には、中動態的なものが能動態に引き継がれず断絶する、「二」になるとも言えるだろう。「かたりえない」。それでも、いっそう強い、もがき苦しむような能動態によって言語化されるということが起こることがある。驚嘆せざるをえない。

しかし、そのような場合でもなお、言語化（表現）は、沈黙のレベルを現れさせるとともに、逆に、なにかを抜け落とさせる、あるいは、覆い隠す、と私は考えている。[12] そうした覆い隠されたものが現れてくることもある。それは、多くの場合（すべての場合ではない）、別の言語化によってである。ひとつの言語化が他の言語化と対立する場合、つまり、この両者が「一」にならず「二」になる場合に、そうしたことが起こる。仮に同じ事実の経験があったとしても、それの（二つの）言語化が「一」にならない場合に、それぞれの言語化がそれぞれなにかを覆い隠していることが、その対立の「二」のなかで顕わになる（さらに言語化の数を増やせば、ますますそうなる）。

もちろん、それらの言語化のどれが正しいかを、ひとつの経験的事実、沈黙の事実によって「検証する」ということも可能かもしれない。しかし、いにしえの科学哲学で出てくるような話にもなってしまうが、そもそも、そのひとつの経験的事実なるものが、誰の目にも同じものとして現れているとはかぎらない。むしろ、経験的事実なるものも、言語化によって（「かたり」によって「かた（ち）」をつくって）はじめて「それ」として現れてくるとすれば、「かたりうる」経験は、すでに「かたちつくられている」経験、その意味ではすでに言語化されてしまっている経験だということになるだろう。結局、そこで起きているのは、言語化と言語化の対立だということになるだろう。

このような意味で、言語あるいは言語化は重要であり、強力である。これは認めねばならない。しかし、だからといって、言語の次元だけで考えるとすれば、それは過剰な単純化であろう。またもやカントを引き合いに出せば、カントは、言語（悟性）と直観（感性）を峻別したうえで、言語（カテゴリー）は、直観的になにかが与えられて、それに適用される場合にこそ、「意義」（Bedeutung）をもつと考えた[13]（だから、先述のように、直観的に与えられない「自我」に「現実性」あるいは「現存在」のカテゴリーを適用することはできないという議論が成り立つ）が、これは、言語（たとえば「私は思考する、ゆえに私は存在する」などの「言語」）の強力さを警戒したからでもあろう。言語は容易に越権を許してしまう。しかし他方で、言語の活動範囲をいわば切り詰めるというのも、問題である。言語の有効射程を超えたものを言語化するという作業は、カントの純粋理性的枠組みでは「意義」がないとしても、そうしたものについて沈黙せねばならないということにはならないし（カントは、『純粋理性批判』では「超越論的真理[14]」を語り、『実践理性批判』では理性の権能を「拡張[15]」した）、無視してよいということにもならないだろう（ウィトゲンシュタインはこうした次元を重視していた）。しかしまた、アウシュヴィッツやシベリアの場合になると、そうした作業は、中動態と能動態の断絶をそれでも超えるという点において、格別に困難である。

ここで、野家氏は、ニーチェの「距離のパトス」という言葉を、いわば逆の意味で引用する。ニーチェ自身の場合には、「距離のパトス」は、自己とは異なるものを遠ざけることによって、ある意味で自己の高貴さのようなものを際立てるという、一種の差別の情熱を意味する。これを野家氏は、自覚的に逆転させている。つまり、言語と沈黙との「あいだ」に、あるいは哲学と経験との「あいだ」に、「近さ」ではなく「遠さ」＝「距離」を見る。しかも、この「距離」を作り出し、さらに広げるのではなく、むしろ逆に、その「距離」を近づけようとするもの、手を届かせようとするものとしての「パトス」を語る。哲学は通常ロゴスに属するが、それのなかにパトスが機能する。こうなると、この言葉は、一挙に、哲学の側からの一種の「狂おしさ」とでもいったものを感じさせるものになる。あるいはまた、キェルケゴール（私はキェルケゴールを、「一」を拒絶する哲学者、あるいは、

「二」を生き抜く哲学者、すなわち、「絶望」において断絶する「二」を、「信仰」において関係する「二」へと転換させようとする哲学者だと考えている）における、神への「信仰」のような関係でもある。私としては、野家氏が行う「逆転」、ニーチェの言葉を逆転させるその「逆転」こそが、沈黙と言語、臨床と哲学の「あいだ」にある「二」の関係を、独特な仕方で現れさせたように思われる。

この「距離のパトス」に対して、野家氏はさらに「具体的普遍」を結びつける。その直前には「抽象的普遍」という言葉が登場するが、これが（さしあたり）哲学に対応するだろう。他方、「具体」は（さしあたり）経験・沈黙・臨床に対応するだろう。そして、野家氏の主張は、「哲学」の言葉・言語は、経験・沈黙・臨床との距離を縮めるときに「具体的普遍」になるということであろうと思う（ヘーゲルの「具体」は「抽象」を包含することがおそらく野家氏の念頭に置かれているだろう）。この主張にいわば補足を加えたい。

「具体」が経験・沈黙・臨床に対応するならば、しかし、そもそもまったく言葉・言語のない経験・沈黙・臨床は、じつは具体ですらないのではないか。言い換えると、経験・沈黙・臨床はすでに「具体的普遍」なのではないか。

私の考えることを示すために、またもやカントを引き合いに出せば、カントは、直観・感性には、まとめる力・集める力がない（単なる受容性）と考え、それをもつのは言語能力としての悟性だと考えた。いわゆる「綜合」である。悟性は自発性であるので、この綜合は能動的綜合だということになるだろう。しかし、まったく綜合のない直観・感性といったものこそ、まったくの「抽象」ではないのか。[16] これに対して、現象学は（じつは語彙が少々異なるのだが）、直観的な経験のなかにすでに、言い換えれば、言語に先立つ経験のなかにすでに、まとめる力・集める力があると見て、これを「受動的綜合[17]」と呼んだ。これをカントに戻して言い直せば、直観的・感性的なものがすでに言語的・悟性的とも呼びうる性質をもっているのである。これはすでに「具体的普遍」である。そうでないような直観的な経験は、(ヘーゲルが示したように)具体的であるように見えて、じつは具体的ですらないだろう。百歩譲っても、「感覚のモザイク」――野家氏の好む言葉だったと思うが――にすぎないだろう。とすれば、〈経験・沈黙・臨床〉と〈言葉・言語・哲学〉を、「具体」と「抽象」というように二分法的に切り分け、対比することよりも、むしろ、両者を「あいだ」=「あわい」において、そしてまた中動態から能動態への引き継ぎにおいて、捉えることが重要であるように私には思われる。

この引き継ぎを考えると、野家氏の言う「具体的普遍」とは、「具体」と「普遍」を「+」記号で演算する形においてではなく、あるいは、両者を足して二で割って(「+」記号と「÷」記号で演算して)いわば平均化してしまう形においてでもなく、「具体化してくる普遍」として理解されるべきではなかろうか。この場合の具体化とは、かたちのないものに、かたちをつくる運動過程、あるいは、生物学的には、細胞を成長させ、「体」として完成させる運動過程、こういった比喩において考えられている。こうした運動過程を含む直観的な経験は、中動態的に始まり、そして、言葉・言語・哲学によって能動的に・ことさらに現れさせられてこそ、まさに顕わになる。この場合には、中動態と能動態は連続し、ほとんど「一化」している。私はそう理解したいし、野家氏もこれに近いことを考えておられるのではないかと思う。しかし、フランクルと石原を論じるときには、野家氏は、中動態から能動態への移行過程に断絶が生じる、すなわち両者が「二化」してしまうということも起こることを示した。野家氏の意味での「距離のパトス」は、この場面で真価を発揮する。ただ、それでも、私としては、言語化は、おのれの「体」を完成させる形で具えることができないものを、流産させる運動過程であり、さらには葬って隠してしまう運動過程でもある、ということを補足的に付け加えたい。「距離のパトス」が働いていても、このことは変わらない。そしてまた、臨床「哲学」には、あるいは真摯な「哲学的思考」には、まさにこのことを逆転的に現れさせる側面もあるのではないか、と私は考える。じつは、野家氏自身が今回そうした作業も行おうとしていたのではないか。これが私の力点である。

「あいだ」=「あわい」という観点から考えると、その場のなかに、ここまで述べてきたような、さまざまな二項が登場する。ただし、それらは、それぞれ独立に存在するのではなく、むしろ、互いに不可分なものとして関係しあいながら断絶し、一方が他方を現れさせ／覆い隠す。こうした「あいだ」=「あわい」における二項の関係を、(そこに含まれる *dwo-* の含意をまたもや強調して)「双数」(duality, Dualität) の関係と呼ぶことも許されるように思われる。この「双数」の関係は、双子 (twin, Zwilling) のように互いを要請・養成しあう関係でもあれば、場合によって決闘 (duel) によって他方を抹消してしまう関係でもある。いや、こうした双数関係は自己と自己とのあいだでも成立しているように思われる。自己が自己に到来する場合も含めて、自己と自己も単純には同一化できないのである[18]。

〈経験・沈黙・臨床〉と〈言語・哲学〉との「あいだ」=「あわい」には、こうした「二」の困難な関係が含まれている。野家氏は、「距離のパトス」においては、それを逆転的に示すことにみごとに成功したが、「具体的普遍」においては、いくらか失敗しているように思われる。とはいえ、この失敗は、それはそれで (そこにこの意味での「双数」関係を見るときに) 新たな可能性を拓いている。そして、それが野家氏の本意であったというのが、私の「哲学」というより「半哲学」(quasi-philosophy) の解釈だが、いかがだろうか。

注

（1）アリストテレス『形而上学』第五巻第九章 1018a：出隆訳、岩波文庫、上巻、一九七七年、一七七頁。
（2）ニーチェ『道徳の系譜』五：信太正三訳、ちくま学芸文庫、一九九三年、三八四頁以下（一部変更）。
（3）ニーチェ『善悪の彼岸』木場深定訳、岩波文庫、一九七〇年、四三頁以下。
（4）坂部恵『坂部恵集』三巻、岩波書店、二〇〇七年、三〇八頁。
（5）「超越論的」の定義として、「対象にではなく、その認識様式がア・プリオリに可能であるべきであるかぎりでの、諸対象についてのわれわれの認識様式に総じて関わるすべての認識」（KrV B 25：『純粋理性批判』、原佑訳、理想社、一九八一年）が有名である。「ア・プリオリ」に可能であるという条件を加えた「われわれの認識様式」についての「認識」が、「超越論的」である。しかし、私としては、こうした「超越論的」認識は、経験に先立つ、経験の可能性条件に関わるとはいえ、そうした条件が認識されるのは、むしろ、経験が成立した後に、その可能性条件を遡及的に問い求めることによってである、という点を強調したいと思う。
（6）カント『純粋理性批判』（KrV B 184）。
（7）ここで、わざわざ「可能性」と「現実性」の関係を持ちだしたのは、ある意味では脱線だが、しかし、それでも単なる脱線ではない。
　カントは「自我」に直観性を認めず、「自我」を単なる表象とみなし、その非直観性のゆえに、デカルトのように「自我」の「現存在」を認める説を批判したが、このことは「現実性」の捉え方とも絡んでいる。

　カントは「自我」に「現存在」（「現実性」）を認めないが、しかし、それの「数的一性」を認める。この「数的一性」は、「自我」が分裂し多重人格化してしまわないための条件である。しかしながら、人間的自我が、現象界のみならず、叡知界の住人でもあるという二重性をもつならば、人間的自我は、叡知界的な道徳法則と現象界的な自然法則とを分裂・対立させておくことはできなくなり、むしろ両者を「統一」することになる。人間的自我は、きわめて困難な状況に措かれているように思われる。人間的自我はいわばおのれ自身のうちにアプリオリに（道徳的な）「超自我」を抱え込むことになる、とも言えるからである。内海健氏の好む表現でいえば「一者であれ」という命令がアプリオリに与えられてしまうことになる。この場合、自我の数的単一性は、単なる現象界的な事実ではなく、むしろ、道徳的な命令でもあると解釈されるのである。

これは、ハイデガーの立論とはかなり離れるが、しかし、精神病という問題を考えるうえで重要な示唆を含んでいるように思われる。すなわち、カントの「自我」の考え方そのもの（そして自我が媒介する現象界と叡知界の二世界論的考え方そのもの）が、まさにその考え方自身のうちにアプリオリに、精神病の可能性の条件を抱いてしまっているかもしれないのである。

しかし、ここで問うてみる必要がある。こうしたカントの考え方／命令は、それ自体、ほんとうにアプリオリだろうか、アポステリオリだろうか。ここで、自我の自己関係の仕方そのものの構造が問われる。

（8）「……中動態では、動詞は、主辞（＝主語）がその過程の座（＝場）であるような過程を示し、主辞（＝主語）の表わすその主体は、この過程の内部にある……。」（E・バンヴェニスト『一般言語学の諸問題』、岸本通夫ほか訳、みすず書房、二〇〇七年、一六九頁：一部補足）

（9）「能動態においては、動詞は、主辞（＝主語）に発して主辞（＝主語）の外で行なわれる過程を示す。」（同所）

（10）対談の成果のひとつは、「「もの」と「かたり」の物語り」というタイトルで『文明と哲学』第六号（日独文化研究所・こぶし書房、二〇一四年）に掲載されている。

（11）「媒体」の概念も幾人かの哲学者が展開している。ドイツではフィンク、そして日本では新田義弘氏の名が思い浮かぶ。しかし、フッサールもすでに「表現」が「媒体」の機能をもっていることを洞察していた。「ここには或る特有の志向的媒体（intentionales Medium）があるわけであって、その媒体がその本質上持つ際立った特色は、ほかのすべての志向性を形式および内容の面からいわば反映して（wiederzuspiegeln）、固有の着色においてこれを模写し（abzubilden）、その際それらの志向性に、おのれ固有の「概念性」という形式を刻み込む（einzubilden）、という点に

あるのである。」(Ideen I, S. 257 :『イデーンI－2』、渡邊二郎訳、みすず書房、一九八四年、二三六頁)

(12) 「経験」のすべてが「表現」にもたらされるならば、「完全な表現」が成立するが、それは不可能だとフッサールも述べている。しかし、ここではむしろ、表現が、表現されていないものを覆い隠すということが、より重要である。

(13) カント『純粋理性批判』(KrV B 185)。また KrV B 637 も参照。

(14) カント『純粋理性批判』(KrV B 185)。

(15) カント『実践理性批判』(KpV B 87f.)。

(16) カントは、直観・感性に「綜合」の能力を認めないが、しかし、「構想力」にはそれを認めている。「それゆえ構想力の純粋(生産的)綜合の必然的統一の原理は、統覚に先立って、すべての認識の可能性の、とくに経験の可能性の根拠である」(KrV A 118)。しかし、もしこの「純粋(生産的)綜合の必然的統一の原理」をもつ「構想力」が感性と悟性の共通の「根」(KrV A 15)だとするならば、カントは、それから派生する感性(直観)にも、「綜合」の能力を認めてもよかったのではないか、と私には思われる。しかも、それは、「認識の可能性の、とくに経験の可能性の根拠」であるならば、「経験的」ではなく、「超越論的」な綜合能力だろう。この議論は、しかし、木村氏の講演に、より深く関わるものである。

(17) ここでの文脈に即していえば、「受動的綜合」はむしろ「中動的綜合」と呼ぶほうが適切かもしれない。

(18) アンリの「自己触発」においては、自己は、自己に到来する以前にすでに自己である。しかし、これは「一」だろうか。私は、数の「一」ではない「唯一」だと考えている。

〈われと汝〉と〈われわれ〉

榊原　哲也

1　はじめに

臨床の現場において、患者と向き合い、患者を理解することが重要なのは言うまでもないことであろう。患者を医学的に対象化して単に三人称の〈彼／彼女〉として診るのではなく、個として真摯に向き合い二人称の〈汝〉として見ること。そこに、臨床現場において〈われと汝〉の関係が重要な問題となるゆえんがある。よく知られているように、木村敏の「あいだ」の思想も、統合失調症患者と向き合う木村の臨床経験から生み出され、木村はこれを西田幾多郎の論文「私と汝」と結びつけて解釈してもいる。[1] けれども、先の臨床哲学シンポジウム[2]で木村自身が明言したように、木村の「あいだ」における「私と汝」の関係は、一般に考えられているような一人称と二人称の関係ではない。西田が「私は汝を認めることによって私であり、汝は私を認めることによって汝である、私の底に汝があり、汝の底に私がある、私は私の底を通じて汝へ、汝は汝の底を通じて私へ結合するのである」と言うのを受けて、木村は、臨床において自分は患者を二人称の〈汝〉としてではなく、一人称の〈われ〉として見ている、と言うのだ。それではこの〈われ-われ〉とも言うべき関係は、いかなる関係なのか。本稿が最終的に見つめるのはこの問題である。

けれども本稿は、この問題に直接取り組む道を取らない。というのも、「あいだ」において生成するとされるこの〈われ-われ〉関係は、統合失調症患者に向き合った木村自身の長年の臨床経験に基づいており、そうした臨床経験のない筆者には容易に近づけるようなものではないと考えられるからだ。そこで本稿では、先の臨床哲学シンポジウムにおいて、筆者が木村に問いかけ、彼によってこの〈われ-われ〉関係とは異なると明確に否定された、もう一つの〈われわれ〉関係を、ここで改めて——臨床経験に即してではなく筆者にとっての現場である現象学のテクストに即して——できる限り主題化し、それと木村の〈われ-われ〉関係とはどこが異なるのかを、木村と読者とに問いとして投げ返すことによって、寄稿の責を果たすことにしたい。その、もう一つの〈われわれ〉関係とは、互いに向き合うのではなく、同じ方向を目指して共に歩もうとする一人称複数の〈われわれ〉の関係である。

筆者がこの、「同じ方向を目指して共に歩もうとする〈われわれ〉関係」に注目するようになったきっかけは二つある。一つは、数年前に日本現象学会において筆者が「ケアの現象学」というシンポジウムを企画・オーガナイズしたとき、提題者の一人であった熊谷晋一郎氏がディスカッションの中で語った彼自身の慢性疼痛についての経験である[3]。熊谷氏によると、慢性疼痛は、ケアする人が疼痛に苦しむ熊谷氏のその痛みに向き合ってしまうと、自身も痛みに注意が向かい、疼痛が増してしまう。むしろ、ケアする人が疼痛を理解しつつもそれとは異なる何かを自分と一緒にしようとしてくれたほうが痛みは和らぐのだそうである。これは、少なくとも慢性疼痛に関しては、当のその症状に向き合う〈われと汝〉の関係より、何か別のことがらを目指して共に歩もうとする〈われわれ〉の関係のほうが、より良い対処となりケアとなる（ことが少なくともありうる）ということを示しているように筆者には思われたのである。

もう一つは、筆者の知己の精神科医が、ある機会に、病気になったら「医師には向き合ってほしいが、看護師には寄り添ってほしい」と心情を吐露したことである。詳しい文脈は省略するが、これは怪しげな性的発言などでは全くない。ここで「寄り添う」という言葉を用いて表現されているのは、病いを得ながらも最後まで生き抜こうとする自分を理解し、支え、できる限り同じ速度で共に歩んでほしい、という願望であろう[4]。筆者はこの発言によっても、「向き合う〈われと汝〉の関係」とは異なる〈われわれ〉の関係――すなわち同じ方向を目指して共に歩もうとする関係――がケアにおいて重要な役割を果たしうる可能性に、注目することになったのである[5]。

以下、本稿では、筆者にとっての現場である現象学のテクストに即して、「向き合う〈われと汝〉」の関係との対比において、「同じ方向を目指して共に歩もうとする〈われわれ〉」の関係がいかなるものであるのかを、描き出してみたい。まず、ハイデガーの「顧慮的気遣い」の概念を瞥見したあと、「共同精神」をめぐるフッサールのテクストに取り組みたいと思う。

2　ハイデガーの「顧慮的気遣い」

〈われと汝〉の関係を、現象学のテクストに即して明らかにしようとするとき、真っ先に思い浮かぶもののひとつは、ハイデガー『存在と時間』における「顧慮的気遣い（Fürsorge）」の概念であろう。

ハイデガーは、他の現存在に対する気遣いを「顧慮的気遣い」として概念化し、その極端な二つの可能性を以下のように描いて見せた。

顧慮的気遣いは、特定の他者から「気遣い」をいわば奪取して（abnehmen）、その他者に代わって配慮的気遣いの内に身を置き、飛び込んでその他者の代わりに尽力する（*einspringen*）ことがある。こうした顧慮的気遣いは、配慮的に気遣われるべき当のことをその他者に代わって引き受けるのである。その他者はそのさいおのれの居場所から追い出され、身を退くことによって、その結果、配慮的に気遣われたものを意のままになるように仕上げられたものとしてあとで受け取ることになるか、ないしは配慮的に気遣われたものから全く免れてしまう。そうした顧慮的気遣いにおいては、その他者は、依存的で支配を受ける人になることがありうる。たとえ、この支配が暗黙のうちのものであって、支配を受ける人には秘匿されたままであろうとも、そうなのである。〔…〕

これに対して、特定の他者の代わりに飛び込んで尽力するというよりは、その他者が実存的に存在しうるその点において前もってその他者の前で飛んで手本を示す（*vorausspringen*）ような、そうした顧慮的気遣いの可能性が成り立つのだが、これは、その他者から「気遣い」を奪取してやるためではなく、その他者に

「気遣い」を気遣いとしてまず本来的に返してやるためなのである。こうした顧慮的気遣いは、本質的には本来的な気遣いに――言い換えれば、特定の他者の実存に関係するのであって、その他者の配慮的な気遣いの対象になっているものに関係するのではない。そしてそのような顧慮的気遣いは、その他者を助けて、その他者がおのれの気遣いの内にあることを見通し、おのれの気遣いに向かって自由になるようにさせるのである。(6)

この二つの顧慮的気遣いの可能性は、現象学的看護論においても注目されている。(7) けれども、先に筆者が際立たせた「向き合う〈われと汝〉」ならびに「同じ方向を目指して共に歩もうとする〈われわれ〉」の関係を思い浮かべた時、「飛び込んで他者の代わりに尽力する(einspringen)」関係が、「向き合う〈われと汝〉」の関係にもなっていないこと、また「前もってその他者の前で飛んで手本を示す(vorausspringen/vorspringen)」関係(SZ 122)は、なるほど「向き合う〈われと汝〉」の関係にはなっているとしても、「同じ方向を目指して共に歩もうとする〈われわれ〉」の関係にはなりえていないことは明らかではなかろうか。「決意した現存在は他者たちの『良心』になることがありうる」(SZ 298)という良く知られたハイデガーの言明も、「他者の前で飛んで手本を示す」本来的な「顧慮的気遣い」が、相手に向き合い、相手のすべきことへと相手を導くことはしても、相手と同じ方向を目指して共に歩もうとするような気遣いではまったくないことを、端的に示しているように筆者には思われる。

これに対し、フッサールは Sorge や Fürsorge について、あまり積極的には語らず、主題化して現象学的分析を行うこともほとんどなかったが、しかし筆者の見込みでは、対人関係を扱ったフッサールのテクストには、「向き合う〈われと汝〉」の関係だけでなく、「同じ方向を目指して共に歩もうとする〈われわれ〉」の関係を現象学的に明らかにしうるようなヒントが含まれているように思われる。そこで本稿では、以下、紙幅の許す限り、「共同精神（Gemeingeist）」を主題化したテクストをもとに、これら〈われと汝〉と〈われわれ〉の関係を考えてみたいと思う。

3　先人格的な衝動的関係

フッサールは「共同精神Ⅰ」と自ら題した遺稿[8]において、まず、「社会的」な作用ないし関係としての「われと汝の関係」に先立つ「衝動的」な次元を、次のように描いている。

> 私は衝動的に（triebhaft）他者を助けようとすることがある。衝動的な「母の愛」、「親の愛」、衝動的なケア（triebhafte Fürsorge）というものがあり、これは充実されると、同時に他者の安らぎを共に喜ぶことにもなる。無論、他者の苦しみを衝動的に共に苦しむということもあるが、詳しく吟味してみると、他者の喜びを共に喜ぶといっても、他者と同じことを喜ぶという意味ではなく、他者が喜んでいるのを喜ぶのであり、他者が悲しんでいるのを悲しむのである。他者自身への愛も、他者がそこに存在していることを喜び、他者と共に生きていること〔…〕を喜ぶのだ。〔…〕しかしこれらはまだ社会的作用ではない。（Hua XIV, 165–166）

フッサールはここで、社会的な「われと汝の関係」の底に、それに先立つ他者たちとの衝動的な関係の次元を見ており、それを「衝動的なケア」の次元として、すなわち他者がそこに存在し、他者と共に生きていることを衝動的に喜ぶような次元として特徴づけている。ポイントは、私が、私の意図を相手に伝達しようと意図することなく、相手に自分の意図を理解してもらおうという意図もなく、「衝動的」に相手を気にかけケアするような関係がある、ということである。この次元では私はまだ自分を「人格」として意識しておらず（cf. Hua XIV, 165）、私と相手とは、まだ人格的に向き合う〈われと汝〉の関係になっていない。けれども、フッサールは明らかに、人格的に向き合う〈われと汝〉の関係の底に、それに先立つ、相手に思わず引き込まれ、巻き込まれて関わる原初的で衝動的なケアの次元を見てとっている。この次元こそ、ケアの営みの起源に他ならないだろう。

4　人格的に向き合う〈われと汝〉の関係

それでは、人格的に向き合う〈われと汝〉の関係はいかにして成り立つのだろうか。フッサールによれば、「私がまずもって何らかの伝達の意図を持っているときにこそ、私は他者に向かうことになる」（XIV, 166）。

直接的な伝達、あるいはもっと適切には接触（*Berührung*）、しかも根源的に経験する感情移入のなかで、われと汝との間の根源的なつながり（*ursprünglicher Konnex zwischen Ich und Du*）を生み出すような接触。このとき私たちは互いに向き合っているという根源的体験（das ursprüngliche Erlebnis des Einander-gegenüberstehens）をもつ。〔…〕このわれと汝の関係（*Ich-Du-Beziehung*）はいかにして作られるのだろうか？〔…〕比喩的に言えば、私たち二人、つまりわれと汝とが「互いに目を見つめ合い」、彼が私を理解し、私に気づき、同時に私も彼に気づくことによってである。〔…〕この場合、私はその他者に働きかけるのだが、単に総じて働きかけるというのではなく、相互にかつ同時に遂行されることでわれと汝を「接触」させる感情移入の枠内で、働きかけるのであり、しかも私の働きかけ（すなわちその他者を「その気にさせ」、精神的に「動かし」、努力したり意欲したりさせようとする私の意志ないし私の衝動的な努力）が、当の他者の目に留まり、この働きかけ自体が、他者をその気にさせる「方法」ないし手段にともに含まれるような仕方で、働きかけるのである。(Hua XIV, 166–168)

フッサールは、人格的に向き合う〈われと汝〉の関係が成立するためには、単に「衝動的に」他者に関わるのではなく、まずもって、何かを「伝達する意図」をもって、「他者に私が向かう」のでなければならないと考えている。私が他者に何かを伝えようとし、その意図が他者に伝わり、他者が私を理解し、私がそのことに気づいたとき、私と他者は「われと汝」となり、「互いに目を見つめ合う」ことになる。感情移入が私から彼へ、そして彼から私へ、さらに私から彼へと「相互に同時に」行われ、私と彼とが「われと汝」として「接触」し合う、すなわち触れ合うことになるのだ。こうして、この「接触」において「われと汝との間の根源的なつながり」が生み出され、「互いに向き合っているという根源的体験」が成立する。しかもフッサールによれば、このわれと汝の〈向き合う〉関係は、私が相手に伝える意図が、相手に「行為」を促そうとするものである場合、実践的な〈向き合う〉関係となるのである（cf. Hua XIV, 169）。

フッサールによればさらに、こうした「原社会的なわれと汝の関係」において、お互いが向かい合いつつ人格的な主体となり、自らを人格として実践的に自覚する。

〔…〕体験流を貫く動機づけの主体〔…〕は、われと汝の関係において、すなわち伝達によって可能になる努力の共同体や意志の共同体において、自我となり、それによって人格的主体となり、そのうちで人格的な「自己意識」(*personales „Selbstbewusstsein“*)を獲得する。〔…〕動機づけの主体としての私は、原社会的なわれと汝の関係(ursoziale Ich-Du-Beziehung)において、ただ単に、他者としての他者と併存して(*neben*)現れるのではなく、私は彼を動機づけ、彼も私を動機づける。そして、われと汝の関係、即ち社会的諸作用による関係を作り出すこの際立った間柄のうちに、両主観を包括する努力や特別な意志の統一が含まれており、この統一のうちで両者は、努力の主体として相互に相手に「働きかけ」合っているということを、つまり努力しつつ相手に向かい合う中で互いにある行為をさせたり何かを蒙ったりしているということを顕在的に意識しながら、相互に相手へと関係しあっているのである。この共同体においては、誰もが努力しているだけでなく、誰もが自分自身を努力する者として対象化してもいる。彼はただ単に、そのようなものとして自分自身に前もって与えられているだけでなく、対象的に自分に与えられているのである。無論、対象的と言っても、理論的な主題としてではない〔…〕。しかし実践的には対象的なのであって、つまり実践的な主題に属しているのである。(Hua XIV, 170–171)

「原社会的なわれと汝の関係」において、「私が彼を動機づけ、彼も私を動機づけ」、「努力の主体として相互に相手に働きかけ合い」、「努力しつつ相手へと向かい合っている」という状態が成立する。こうした「共同体」のなかでお互いが「努力するものとして自分自身を対象化し」、「人格的主体」となる。われと汝の関係において初めて、私は実践的に自らを人格として自覚するのである。

5　共に歩む人格的関係

しかしフッサールはさらに、その上で、人格的な愛の共同体について語る。

私が、ある他者と、何らかの努力の共同体に入った場合、私は彼の内で自我として生き、彼は私の内で自我として生きる。しかしこの共同体がどんな種類のどの程度親密なものであるかは、〈われと汝が相互に互いの内に含まれ合う程度（Umfang der Ineinander-Geborgenheit von Ich und Du）〉にかかっている〔…〕。あらゆる共同体が相互的な共同体であるわけではなく、あらゆる相互的な共同体が愛の共同体であるわけではない。

愛の共同体に理念的に含まれているのは、〈互いに愛する者たち〔二人〕が人格的な主体として、すなわち社会的にコミュニケーションする努力主体として、ただ単に個別の努力の方向において一つの努力共同体を創設しているというだけでなく、そのような共同体が〔互いに愛する〕両者のあらゆる可能な努力に対して本来的にもまた非本来的にも創設されている〉ということである。〔…〕〈愛する者たち〔二人〕が一つの愛の共同体に互いに結びつけられている〉ということのうちに含まれているのは、〈一方のすべての努力が全面的な仕方でもう一方の努力に入り込んでくる、あるいは〔すでに〕決定的に入り込んでしまっており、逆に後者のすべての努力も全面的な仕方で前者の努力に入り込んでくる、あるいは〔すでに〕決定的に入り込んでしまっている〉ということである。〔…〕愛する者として私は、〈たとえ私が何を考え何を感じ何を努力し何をなそうとも、それらすべては、必然的に私の愛する人の「意向に沿って」（„im Sinne“）おり、この人から見て正しいということ、そしてそれらすべては、ただ単にこの人から咎められることなくこの意味において正しいと承認されているというだけでなく、私によって努力して得られたものとして、この人の努力の意向にも沿っているということ〉を、知っているのである。この意向〔意味〕は、この人がそこにいて、喜んで同情し、心から私を援助してくれる〔…〕とすれば、顕在化されるであろう。われわれは次のように言うことができる。愛する者たちは互いに相並んで、互いに連れ立って一緒に生きているのではなく、顕在的にも潜在的にも、互いの内側に入り込んで相互内属的に生きているのである（**Liebende leben nicht nebeneinander und miteinander, sondern ineinander, aktuell und potentiell**）。したがって彼らはまた共同ですべての責任も担うのであり、連帯して結びついている。それは罪責においてもそうなのである。（Hua XIV, 172–174）

ここで注目すべきは、「私が、ある他者と、何らかの努力の共同体に入った場合、私は彼の内で自我として生き、彼は私の内で自我として生きる」ことになるが、その共同体がどんな種類のどの程度親密なものであるかは、「われと汝が相互に互いの内に含まれ合う程度」に係っていると言われ、「愛する者同士の共同体」においては、「あらゆる可能な努力」が共同でなされ、「たとえ私が何を考え何を感じ何を努力し何をなそうとも、それらすべては、必然的に私の愛する人の「意向に沿って」おり、この人から見て正しい」という状態になっているということである。このことは、愛する者同士がもはや単に互いに向き合っているのではなく、互いに相手の中に入り込み、相互内属的に同じ方向を目指して努力する存在になっているということを意味するであろう。それはしかし、向き合うことなくただ相並んで同じ方向を向いて歩むこととは断じて異なる。もし、向き合うことなくただ同じ方向を向いて歩むのであれば、その関係は極めて危うく、ハイデガー的な意味での「世人（das Man）」（SZ 126–

130）の状態に頽落してしまうことだろう。しかしフッサールはむしろ、「愛する者たちは〔単に〕互いに相並んで、互いに連れ立って一緒に生きているのではなく、顕在的にも潜在的にも、互いの内側に入り込んで相互内属的に生きている」と述べる。それは、互いに向き合ったうえで、互いの内側に入り込み、同じ方向を目指して共に歩もうと努力する一人称複数の〈われわれ〉の関係を示唆していると解釈しうるのである。

6 〈われわれ〉と〈われ-われ〉

筆者はこれまで、木村の言う「あいだ」における「私と汝」の関係——すなわち臨床の現場において統合失調症患者が診療者の「われ」に対して一人称の「われ」として出会われてくる、〈われ-われ〉とも言うべき関係——を最終的な問題として見つめつつ、木村によってそれとは異なるとされたもう一つの〈われわれ〉の関係——すなわち同じ方向を目指して共に歩もうとする〈われわれ〉の関係——を、主として（筆者の思索の現場である）フッサールのテクストに即して明らかにしてきた。当初、筆者はこの関係を、暫定的に、互いに向き合う〈われと汝〉の関係と対比して性格づけたが、考察を経て明らかになったのは、「同じ方向を目指して共に歩もうとする〈われわれ〉の関係」が——少なくともフッサールの言う「愛の共同体」としては——「互いに向き合う〈われと汝〉の関係」を踏まえ、それを前提として初めて成り立つものであること、これに対して「向き合う〈われと汝〉の関係」を欠いたまま「同じ方向を向いて共に歩む」ことは、ハイデガー的な「世人」状態に陥る危険をはらむと考えられることであった。

筆者は、第二節で、ハイデガーの「飛び込んで他者の代わりに尽力する（einspringen）」顧慮的気遣いが、「向き合う〈われと汝〉」の関係にもなっていないこと、また「前もってその他者の前で飛んで手本を示す（vorausspringen/vorspringen）」顧慮的気遣いは、なるほど「向き合う〈われと汝〉」の関係にはなっているとしても、「同じ方向を目指して共に歩もうとする〈われわれ〉」の関係にはなりえていないことを指摘したが、今や、フッサールのテクストに即して明らかにされた「互いに向き合ったうえで、同じ方向を目指して共に歩もうと努力する〈われわれ〉の関係」は、これら二つの極端な顧慮的気遣いの可能性を超える、ハイデガーが指摘しえなかった、もう一つの顧慮的気遣いの可能性と言いうるように思われる。

さてここで、先の臨床哲学シンポジウムにおけるもう一つの提題、野家啓一による「臨床と哲学の間・再考」を振り返ってみたい。野家は、臨床における「当事者」とは誰かと問い、「現場」の「当事者」、「当事者研究」の「当事者」と、「現場」に関わろうとする臨床哲学の「哲学者」とを区別し、「哲学者」は臨床の「現場」に赴くことはできても、現場の「当事者」になることはできない、と主張した。けれども、筆者のこれまでの考察を踏まえるならば、臨床哲学者が、当事者と当事者が行う当事者研究に関わろうと現場に赴くことによって、臨床哲学者と当事者とが互いに向き合い、同じ方向を目指して共に歩もうとする、新たな〈われわれ〉の関係が生成する可能性はあるのではないか。臨床哲学者は、厳密な意味での当事者研究の当事者にはなれないとしても、臨床哲学者が現場に赴くことによって、そこに当事者と哲学者とによって新たな「現場」がいわば中動相的に生成し、その新たな〈われわれ〉の「現場」の「当事者」になることはありうるのではないかと思われるのである。(9)

それでは、筆者が本稿で明らかにしたこのような一人称複数の〈われわれ〉——互いに向き合うことによって、さらに同じ方向を目指して共に歩もうと努力する〈われわれ〉——とは明確に異なるとされる〈われ-われ〉——統合失調症患者に向き合った長年の臨床経験の中から木村が見出した、臨床医としての〈われ〉に患者が一人称の〈われ〉として出会われる、「あいだ」における〈われ-われ〉の関係――とは、いかなるものなのだろうか。臨床の経験をもたず、またこれまで臨床の現場に赴く機会もなかった筆者にとっては、この問いを木村と読者とに投げ返す形で本稿を締めくくる道しか、もはや残されてはいない。

しかし最後にただ一つ、今後のさらなる考察のために、書き記しておきたいことがある。筆者が本稿でフッサールのテクストに即して考察し明らかにした「互いに向き合ったうえで、同じ方向を目指して共に歩もうとする〈われわれ〉の関係」は、看護の場面では、看護師が良く用いる「患者に向き合い」「患者に寄り添う」という表現が示す関係におそらく密接に関わっている。この「向き合う」と「寄り添う」をごく最近、ある会合の席上で話題にしたところ、前述とは別の知己の精神科医から「統合失調症の患者さんには寄り添おうと思ってもうまくいかない、どうしても向き合う形になってしまう」という趣旨の指摘を受けたのである[10]。筆者が理解した限りでは、それは、臨床医が寄り添おうとする構えを、統合失調症患者は侵襲ないし攻撃と受け止めて避ける傾向があるから、ということのようであった。

もし、そうだとすれば、統合失調症患者に長年向き合ってきた木村が、筆者の言う「同じ方向を目指して共に歩もうとする〈われわれ〉の関係」を明確に否定するのも合点がいく。しかし、木村は患者と向き合う関係を、単に「向き合う〈われと汝〉の関係」ではなく、その汝が、一人称の〈われ〉として出会われてくる、いわば〈われ-われ〉の関係として捉える。そこではいったい何が起こっているのであろうか。この問いをもって、今は本稿を閉じざるをえないことを、どうかお許しいただきたい。

注

（1）例えば木村敏「精神医学と現象学」（一九八〇年）（『自己・あいだ・時間——現象学的精神病理学』、ちくま学芸文庫、二〇〇六年、二五八―二九三頁）を参照。

（2）第十三回河合臨床哲学シンポジウム「臨床哲学とは何かⅡ」（二〇一三年十二月八日、於 東京大学鉄門記念講堂）。

（3）このときの熊谷氏の提題は、その後、論文としてまとめられ公にされた。熊谷晋一郎「痛み、自己、そして意味」、『現象学年報』第二八号、二〇一二年十一月五日発行、一三―二二頁。

（4）実際、「寄り添う」という表現を「患者さんに寄り添う」という形で看護師自身もしばしば用いることを、筆者は、看護学研究者や看護師の方々とこれまで十年以上にわたり研究交流を行ってきた経験から、よく知っている。そこで本稿執筆にあたって、「向き合う〈われと汝〉」の関係に対して、「同じ方向を目指して共に歩もうとする〈われわれ〉」の関係を、「寄り添う〈われわれ〉」と表現しようとも考えたが、差し控えることにした。というのも、先の臨床哲学シンポジウムでは、筆者自身、「寄り添う」ではなく「同じ方向を目指して共に歩む」という表現の仕方をしていたし、また後者の表現の方が、先の臨床哲学シンポジウムのもう一方の野家啓一の提題、とくにその「当事者研究」の「当事者性」という主題とも相性が良いように思われたからである。「同じ方向を目指して共に歩もうとする」関係を「寄り添う」と表現した場合、さらに考察すべき別の側面ないし要素が入ってくるようにも思われる。「寄り添う」についての立ち入った考察は、別稿に譲ることとしたい。

（5）その後、遅ればせながら筆者は、清水哲郎がすでに「共同行為に参加する主体たち」の「互いに向かい合うとともに、共に何かに向かい、何かに与っている」在り方を明らかにしていることを知った。清水によれば、基本的なコミュニケーションの場では「〈向かい合う〉ことと〈同じものに向かう〉こと」が「相互に交替し移行し合う状況」が成立しており、「共同行為」は「〈互いに向かい合う〉と〈共に何かに向かう（何かに与る）〉との相互交替を通して遂行される」（清水哲郎『医療現場に臨む哲学Ⅱ——ことばに与る私たち』、勁草書房、二〇〇〇年、一三三―

一三六頁）。清水のこの指摘は、「同じ方向を目指して共に歩もうとする〈われわれ〉」を見つめる筆者と眼差しを共有している。ただ、本稿では、〈向かい合う〉ことと〈同じものに向かう〉こととをすぐさま「相互交替」の関係とは捉えず、ひと先ずは区別して、現象学のテクストに即して順に考察していきたい。そのことによって初めて見えてくる側面もあると思われるからである。

（6）Martin Heidegger, *Sein und Zeit*, Max Niemeyer, Tübingen, 1927, 1979[15] (= SZ), S. 122.

（7）Patricia Benner and Judith Wrubel, *The Primacy of Caring. Stress and Coping in Health and Illness*, Addison-Wesley, Menlo Park in California, 1989, pp. 48–49. ベナー／ルーベル『現象学的人間論と看護』難波卓志訳、医学書院、一九九九年、五五－五六頁。

（8）Edmund Husserl, *Zur Phänomenologie der Intersubjektivität. Texte aus dem Nachlass. Zweiter Teil: 1921–1928*, hrsg. von Iso Kern, Martinus Nijhoff, 1973 (= Hua XIV), S. 165–184.

（9）哲学者は当事者になれないことを野家が強調したのは、現場と適正な距離をとることの難しさを表現したかったからであった。野家は当日、「距離のパトス」というニーチェの概念を、ニーチェとはいわば逆の意味で用いて、そのことを表現していたが、この点は、臨床哲学者と当事者とが互いに向き合い、同じ方向を目指して共に歩もうとする、新たな〈われわれ〉の関係が生成する可能性を強調する筆者も、真摯に受け止めなければならないことだと思う。というのも、哲学者が現場に入ってきた者であるという自覚を失い、両者の間の距離、つまり〈われ〉と〈われ〉の間の適正な距離に対する感受性を失うなら、〈われわれ〉の関係は暴力的なものに変質してしまいかねないからである。したがって、筆者が本稿で際立たせた「同じ方向を目指して共に歩もうと努力する〈われわれ〉の関係」は、つねに、互いの距離を感受しつつ向き合う〈われと汝〉の関係とのダイナミズムのうちになければならない。看護師がしばしば用いる「寄り添う」という表現には、患者との「距離のパトス」（野家が言う意味での）が含まれているように思われる。

（10）愛仁会高槻病院神経科部長で精神科医の杉林稔氏のご教示による。

〈基調講演へのコメント〉

限界状況での精神病理学、独自の出会い

津田　均

1　Jaspersと精神病理学の足場としての限界状況

Jaspersの精神病理学に対して木村が距離をとっていることは、彼自身がいろいろなところで表明している[1]し、もし、臨床を免除されていたJaspersの理論[2]が、経験的症候学の集大成に留まっているならば、それは理のあることであろう。しかし、Jaspersは、たとえば了解と説明の区別を述べたとき、(彼の哲学の方の限界状況ではなくて)、診察の場面での限界状況を述べたのだと考えると、彼に対する評価は一筋縄ではいかなくなる。

少なくともわれわれの世代は、診療場面で「これこれの症候」があるから投薬をするのだとは学んでこなかった。臨床の局面では了解のつきるところに行き当たるからそこで薬物療法を考えてみるようにと教育を受けてきたのである。その了解のつきる地点がどこかという判断は、医局内の討論で伝承されてきた。

もちろんこれとて、普遍的に精神疾患に言えるところではない。たとえば、いわゆる心因性疾患と思われるものでも実は了解のつきるところに我々は日々突き当たっていると言えないこともない。しかしそこで即、薬物療法が精神療法より主要な役割を果たすと我々が考え始めるわけではないから、薬物療法、精神療法、その他の治療方法の選択、判断はより包括的になされている。

しかし、いちおう上のように了解と説明の概念を捉えておいて、このことを経験と経験の条件という問題の文脈において考えてみると、精神病理学の特異な位置が浮かび上がる。今回の野家の発表の言葉を借用して、これを、往相と還相の運動として考えてみると、まず発生的了解を推し進めるのが往相である。そこで壁に当たったとき、事態を発生的了解の及ばない生物学的に理解すべきものとして捉え、それに対応する薬物療法があると考えるならば、それが還相となる。往相が発生的了解という意味での経験的次元にあるとするならば、還相は、生物学的事象の想定とそれへの薬物療法での対処という、別種の経験的次元にある。ところが、精神病理学はこの往相が果てた壁のところ、その限界状況で、現実の治療では主に還相の薬物療法を開始するにしても、少なくとも現存の生物学とは異なる思考を開始しようとするのである。そのような方法をとる学は、発生的了解の意味でも生物学的事象の意味でも経験的とは言えないのであるから、超越論性を帯びるのは必然とも言えよう。しかし、同時に、すべからく臨床の現実に起きていることは経験的であり、その経験に資するために精神病理学は作り上げられるのであるから、精神病理学は経験的なものに開けた超越論性を持つという自己矛盾のような性格をもつ、あるいはもつべきであるということになる。今回本稿でおもに取り扱うことのできる範囲はここまでであるが、実際にはさらにこれにもうひとつ問を追加しなければならない。筆者には、臨床で生じていることも、さらに日常生活で生じていることも、単に「経験的」といってよいのかという問が、さらに付随するように思われる。

いずれにせよ、このような限界状況で思考を開始しようとするのであるから、そこでは必然的に方法論が問われることになる。ここで、いちおう進む方向は二手に分かれる。ひとつは、精神病理学がこの限界状況で経験の条件を追及することは、精神病理学がニューロサイエンスと手を携えることにつながるという方向である。これは、先の表現で言えば、ある意味、より力を得て還相を辿る手段を精神医学が手に入れることに精神病理学は資するであろうとする立場である。そして、もうひとつは、精神病理学が扱う経験の条件は結局、基本的には経験[3]的次元からは逃れるという立場である。最近 *Philosophy, Psychiatry & Psychology*[4] 誌でも展開された Sass, Mishara 論争でもこのような点が問題になっているように思われる。Mishara は Husserl の言う受動的総合へ理論を展開していくことが、精神病理学をニューロサイエンスへ接続する道であるという立場をかたくなに譲らず、ミッシェル・アンリ[5]の自己触発の概念を底に持つ Sass, Parnas[3][6]らの議論を手厳しく非難する。[註1] アンリがキリスト教神学的概念を取り入れていることなども、自己触発の脆弱性理論を攻撃する格好の理由となっている。もっとも、Sass, Parnas らの主張する自己触発の脆弱さとそれを代償するように生じてくる過剰内省の位格が経験的なものかどうかは置くとして、Sass らの理論が臨床的事象という実証性を無視しているわけでも、思弁に終始しているわけでもないことは、Sass らが反論しているとおりである。

2　木村の方法論

木村は、Sassらが主張するはるか以前から、自己触発の障害を統合失調症に主張していて、それは本シンポジウムでも展開されているとおりであるが、木村を論じる上では、治療関係における人称性に注目する必要がある。シンポジウムで木村は、実は自分は一人称の精神病理をしたいということを語っていたが、これは、木村の方法論を貫いている主題である。

私は、分裂病の特異性は分裂病者と一対一で出会っている私自体の気分の特異性となにか関係があるのではないか、ヤスパースのいう「了解不能」を逆に積極的に解すれば分裂病の謎に近づくことができるのではないかと考えはじめていた(7)。

これは、おもに分析治療で言われる、逆転移感情から相手を理解するというようなものとは――それはそれで間主観的主体とは何かという観点からの考察を要する決して解決ずみの問題ではないと思われる――別次元の方法論であろう。本稿ではまず、この方法の可能性と、ひょっとするとそこにある陥穽と言えるかもしれないものを論じた後に、筆者の立場を明らかにしようと思う。そのために長井(8)の論文を分析、批判の対象として取り上げることを許していただきたい。木村がここに述べてきたような方法論をとっている根拠のもうひとつの核に、患者の症状から診断するという立場をとらない(9)ということがある。それは、なるべく症状は括弧に入れてしまうということであるが、それでも、木村は、疾患非特異的な症状は括弧に入れ、疾患（ここでの場合は分裂病（統合失調症）の本質的、原発的な症状は残すという立場をとっている。長井の論は症状を扱っているが、木村が原発的な症状と考えるものに焦点をあてているから、木村の論と一貫するところが多いと考えてさしつかえないと思われるからである。検討するのは、長井の「つつぬけ体験」の論である。

3　長井の分裂病論の再検討

「つつぬけ体験」とは、たえず、自己の内部が他者につつぬけになっている体験を意味しているが、それについての論考は、自己の考えがぬけてしまうのか、考え未然の自己そのものが他人にぬけてしまっているのか、あるいは両者は等根源的なのかという微妙な問題の間を揺れ動きながら進んでいかざるを得ない。

この論文の特徴として、デリダの、「声と現象」(10)を参照しつつも、「木村現象学的」とも言えるトポスを確保している点があげられよう。長井は、このトポスを外部と内部がいまだ分かれていないような、自他の意味志向が渾然一体となる「あいだ」と呼び、それは、基本的に、特別な人どうしの特別の状況にのみ特権的に現れるものではないとしている。ここで、特別な人どうしの特別の状況というのは、親密な恋人どうし、長年連れ添った家族どうしのしぐさや会話、すぐれた選手間のボールのパスまわしといったものである。このトポスを、長井は「根源的沈黙」とも呼ぶ。このトポスが、人と人のあいだにおしなべて開かれるという確信は、木村自身の論においても、拠り所ともなっているように思われる。木村の長井の論文への解説(11)にも、「「最初の外出」以前の「根源的沈黙」の中で自分自身と患者を共鳴させ」という表現が見られる。しかし、このトポスの危うさこそが、木村の現象学的精神医学の基本である感覚診断、たとえば、ミンコフスキーの「現実との生ける接触の障害」や「プレコックス感」を重要視にすることに必ず伴ってはいないだろうか。つまり、現象学的精神医学は、この接触の障害を持つような患者との間に「あいだ」を開くという大きな困難を背負って成り立っているのではないか。しかし、今は論を進めることにしよう。

長井によれば人間の会話は、この自他未分化なトポスからの二重の外出によって生じている。第一段階では、この根源的トポスから意味へ向かう志向性が生じてくる。第二段階では、一方の人がこの意味志向を自分の側に奪い取って、シーニュへと至らしめる。木村は、第一段階、第一の外出が自己の成立であると述べている。しかし、木村の言う「自己の個別化」が「自己の成立」のことであり、それは不断に日常生活で生じていなければならないこととするならば、筆者は、この論で第二段階が自己の成立であると考える。Derrida的に述べるならば、シーニュへと至るということはある人があるシーニュ、それ自体繰り返し可能性と散種の可能性の両者を持つものを自分の語りとして再自己固有化するということであり、そこにおいてはじめて、外部から隠れる内面というものが生じるからである。シーニュの真正さをある人に問うことができ、それを問うても絶えず不透明さが残るということは、ある人の個の内面が成立している条件である。

Derridaの論[12]自体にも「二重の外出」という表現を使った部分があり、これは、指標的記号と表現のもつれ合いが絶対的に不可避なものであることをHusserlの論をその内側から批判する地点で現れているものなので、長井の「二重の外出」の議論は、さしあたってDerridaの議論に出てくる「二重の外出」とは無関係である。しかし、前志向的な意味作用（第一の外出）と第二の外出（シーニュを自分のものにする）との関係はこの意味と記号の関係と重なっているのだから、まったく無関係というわけではない。しかしここでは、この問題に主眼を置くことなく、次のことを確認することでとどめたいと思う。つまり、長井の議論は、自他未分の根源的場所を想定する点で「あいだ」の現象学であり、そこから意味志向という形で前表現的（vor-ausdrücklich）なものが現れることを述べる点でHusserlに寄り添い、まとまりをもった表現なり言語なりを自己に取り戻すことにより「自他の分化、自他の非対称性が獲得される」とする点でDerridaとともにある。

ただし、その議論で臨床と哲学がどう結びつけられているのかという点は見極めておく必要がある。長井は、「つつぬけ」体験を持つ患者について次のように書いている。「〝健康者には限られた状況の限られた時間にしか生じない〟、〝自己の他者へのあらわな現前〟としての〝つつぬけ〟がたえず生じる。」根源的沈黙は、けっして特別な健康人の特別な状況の間にのみ開かれるのではなかったはずである。しかし、ここではいつのまにか、「親密な恋人どうし、長年連れ添った家族どうしのしぐさや会話、すぐれた選手間のボールのパスまわしといったもの」が、「特別の状況」として密輸入されている。しかしそのことは置いておくことにしよう。問題はそもそも措定された「根源的沈黙」と症状としての「つつぬけ」を繋いでいる糸がどれほど強靭であるかである。

この論点にひとつの議論を差し挟むために、患者と医師が向かい合っているときの対称性を考えてみる。ここでは、倫理的な意味で患者と医者の間の関係がどうあるべきかを問題にしているわけではない。問題としたいのは、まず、もっとも単純なこと、「つつぬけている」と感じているのは、患者の側に過ぎないというその非対称性である。読者は、長井の議論でこの非対称性という常識がどこかで霧散しているという印象を持たないだろうか。

実際、長井は、ここで、この非対称性を告発し、対称化するような議論をプレコックス感についての議論に即して導き入れるのである。[13] 木村もその論に反対してはいないように思われる。

このプレコックス感に対応する臨床場面について、Blankenburg[14]は、患者の側の疎外感（Entfremdung）が治療者の側の奇異感（Befremdung）に対応しているという一文を残した。しかし、ここで、この ent と be の対比が解消されようとする。つまり、世界に患者がなじめない、その同じ感覚を、われわれは患者に対して持つのだと論じられる。プレコックス感がまさに人と人との「あいだ」に生じるものととらえることには問題はない。それでも、私が患者と出会ったときのよろめきと同種のよろめきを患者がわれわれに出会ったときに感じているとまで踏みこまれると、「あいだ」は経験とのつながりを失った超越の場に舞い上がったようで、あるいは逆にあまりに経験的な関係を措定されているようで、筆者自身はついていけなくなる。特に、プレコックス感については、治療者が自然に持つ対人接近欲求がはねつけられる感じであるという議論があった。この議論に従う限り、治療者と患者はこの感覚をめぐって対称であるという議論に筆者は服することはできない。プレコックス感を与える患者は、むしろこちらの接近欲求を魔訶不思議なものとして、顔面に疑問符を立てているように思われ、その瞳にうつっているものがなにであるかはあくまで明確にならないという印象を一般の治療者は持つと、筆者には思われるからである。

「つつぬけ体験」の議論における哲学と臨床の結びつき方は、本稿でこれまで甚だその議論を厳しく問い詰めてきたように思われるかもしれないが、ある意味オーソドックスな形式のものである。それは、日常生活では implicit にしか現れない日常生活の条件にかかわることが統合失調症の臨床の中に現れるという形の議論であり、精神病理学における哲学と病理の結びつき方としてはひとつの道である。しかし、長井のみならず木村の議論においては、この implicit にしか現れない条件とは、少なくともここの議論に関して言えば、何か普遍的な構造のアプリオリではなく、患者と治療者の出会いの瞬間からけっして離れ得ない条件であり、さらに言うならば条件とも言えない感覚のようである。これは、Sass, Parnas らの自己触発減弱理論と一線を画していると考えられるところであり、また、木村が自らの精神病理を「自覚の精神病理」[15]として提唱してから揺らぐことなく継続している方法論であるように思われる。ただしそれが唯一の精神病理の道であるかどうかには疑問を付しておいて、筆者自身の論に話題を移そう。

4　言明の透明さと精神病理

筆者の立場では、精神病理学は、患者の言明の透明さに信を置くことによる構造の把握を前提とし、またそれを目指している。しかし、言明の透明さということ自体が容易ならざる問題を孕んでいる。このことについての哲学的議論に深入りすることは、筆者の力の及ぶところではないが、日常的に推論できる範囲のことを簡単に触れておくことにする。なお、ここでは、この問題をフロイト的無意識とは一線を画したところで取り扱っていることを前提として置いておく。

まず、当然のことながら他者の言明よりも自己の言明の方が自己に透明に与えられるように思われる。他者の言明が不透明であること、あるいはある人の言明が他の人にとって不透明であることは、人間が個別に存在していることの条件ですらあると言えるであろう。もっとも、自己への透明さという点では、言明の手前でまず、Husserlが取り上げたように[16]身体について述べる必要があるかもしれず、しかも個人の個別性を示すとともにその運動において間主観性を示す身体に遡るならば、ミラー・ニューロン[17]のような神経学にも言及すべきかもしれないが、それはここでの議論の及ぶところではない。

たとえ無意識を持ち出さなくても、自己の言説が自己に透明であるかは疑わしくもある。むしろ他人が今のあなたはこうなのではないかと言ってくれることによってはじめて自分にしっくりくる言説が得られるという場合もあろう。しかし、このしっくりとくるということと透明ということが同じかというと、これもはっきりしない。ここでは、自己の言明が自己へ必ずしも透明だと言えない点について、次の点を指摘しておくに留めよう。メルロ・ポンティも「必ずしも、語っている私たち自身の方が、私たちの言葉を聞いている人たち以上に、自分の表現したことを知っているわけではない」と語っている[18]。自己の言説はすでに社会の制度化を受けているが、自己は、一方でその制度化の中で語ろうとし、一方でその制度化の尽きるところに新たに自己を立ち上げようとしているとするならば、自己の言説が自己に透明であるとは安易に言えないだろう。

こうして、おおよそのところは、他者の言明は根源的に自己の言明より自己に不透明であるが、自己の言明が自己に透明であるかはより厳密に論じなければならないということになる。

しかし、ここで筆者が考えているのは、通常の言明の自己への透明さではなく、患者のある種の言明の病理構造への、それどころかその病理構造をひとつの変異型とする日常構造への透明さである。これは病の真理開示性[19]と言ってよいであろう。したがってこの考え方は「自覚の精神病理」のような一人称性を持たない。ただ、治療関係においては、患者の述べることを「そのまま」受け取ると同時に、「そのまま」受け取ることがある病理構造の理解につながるということを治療者が把握しているという点で、治療者が患者の受け皿となることに資するということはある。

より具体的にこのことを示すために、患者がふとある病理的なことを語り始める場合を考えてみる。この病理的な言明は、ある構造に対して透明ではないか。もちろん、しつこい治療者の質問に患者が煙幕を張って適当なことを述べているという場合もあり、統合失調症の患者の場合、この煙幕自体が症状の色彩を帯びるので事態はさらに錯綜しはする。しかしやはり、いくつかの患者の言明の中には、それを介して治療者がかなり透明に患者の病理の理解に降りていけるようなものがあるように思われる。この降りていく過程は、字義的な下降でも、メタフォリカルな下降でもない。またそこである解釈は必要であるが、その解釈は精神分析で言う解釈ではない。Louis Sass[20] にならって言うならば存在論的ないし超越論的次元の出来事が存在的、ないし経験的に語られているのを、存在論的な言葉に戻していくことによって病理に到達するような言葉が、ふと語りにはいってくるような場合を、筆者は念頭においている。もし、Deleuze の哲学に言われる超越論的経験論という形容矛盾のようなものが本当に構想され得て、それが「強度」的なものであるとするならば、強度はここに顔をのぞかせているはずである。

わかりやすい例では、具象化傾向とされるような発語があげられる。現在の筆者は、通常の学生相談で、会社にはいっても宴会とか先輩との関係とかいやだなと相談してくる学生に出会うことが多いのであるが、以前は、ぼそっと「自分は宴会で何をしたらよいのか知らないので、会社にはいれません」と語るような入院統合失調症患者にけっこう出会っていた。統合失調症(分裂病)患者の場合、自分が存在論的レベルで社会にはいれないということを、さっと宴会でのふるまいがわからないというような経験的レベルに移動させて、というよりも、はじめからそのように語るところがあるのではないか。そのようなとき、患者にとって、社会は、自分がその中にいる社会としてではなく、あたかも社会にはいるための関門のようなものとして現れているはずである。この「社会」が階梯を変えて二度現れる形で定式化される構造は、筆者にとって重要なものとなっており、それは、筆者が統合失調症患者の言葉を受け取る上での基盤となっている。多くの人が正当にもカフカの小説の様々な場面に統合失調症的なものを見出す根拠も、ここにあるのではないかと思われる。

「つつぬけ体験」に戻るならば、長井は正当にも、「ほんのちょっとでも思いこむとつつぬけになって」と患者が語っていることを記載している。しかし、その考察では、長井も木村も、「つつぬけ」ということと記号ということを切り離そうとし、つつぬけを存在論的次元に置き、記号の問題はとりあげない。しかし、この患者の発言を、記号、すなわち、運び去られ得るもの、繰り返され得るものがまさにできあがろうとするとき、消え去ってしまう病理を患者が抱えているのだとそのまま考えてはいけないのだろうか。

もちろん、そこにも、いくつかの問は残る。たとえば、そのような障害を持つ患者がなぜ、自分の病理をこのような形で語ることができるのか、またおそらく語ることのできない患者も多くいて、そのような患者との区別は何によるのかという問にこれまでの議論は答えていない。そうである以上、この筆者の議論もひとつの態度表明に過ぎないということになるかもしれないし、また、精神病理を語ったのではなく、いわば、哲学、精神病理学、統合失調症の間にある共謀関係のようなものを明るみに出したに過ぎないと反論される可能性につきまとわれている。しかし、そのような反論を何ら甘受しないで成り立つ精神病理学が果たしてあるだろうか。

最後に、野家の物語論[21]の中で展開され、また本シンポジウムでも争点となった問題に関係する簡潔な臨床場面に一点だけ触れておこう。難しい病気であるとは言え、統合失調症は寛解することも多い病気である。入院統合失調症患者が実によく口にする言葉に「退院させてください」というものがある。筆者はこれを、若い頃には患者の置かれた状況からみて当然出てくる発言だと思っていたが、ある時期からは、病気がよくなっていないうちにこの発言が出てくるときは、患者は存在論的レベルでこれを発言しているのだと感じるようになった。それは、患者には退院することによってはじめて定位される自己が生じてくるのであり、その発言は患者がそのことを求めている発言ととることができるということであり、そしてある意味、その発言を「症状」ととるということでもある。ところが、状態がよくなってくると、本当に退院したときの生活の不安が話題になってくる。「退院したい」も、存在論的レベルから経験的レベルに移行してくる。もちろんそこには薬物の作用も、治療環境も働いているに違いない。アプリオリとアポステオリ、ないし超越論的レベルと経験的レベルの関係、そこの間にどの程度強い線を引けるのかという問題は、薬物の作用と治療関係をこみにして、統合失調症患者の病気の過程において、このような単純なところでも生のまま現れているように思われる。

5 身近な極限状態と固有の（特異な）出会い

シンポジウムで野家は、臨床哲学から当事者研究へと話題を展開した。当事者研究の視点は、ここに論じてきたような統合失調症の精神病理学の中にないものであり、より広く、既存の精神医療にまったく新たな風穴をあける可能性がある。筆者は、まずは、どのような精神疾患の人がどのように自己を探究していくことになるのかに興味を覚えるが、しかしこのような考え方は、既成の精神病理学の風呂敷で当事者研究を包んでしまうような古い考え方に基づく関心と言えるかもしれない。ある精神疾患の患者が自己をどのように捉えようとするかというところには、確かにすでに、その精神疾患を持つ患者一般の自己のありようのようなものがはいりこんでいる。しかし、それがどのように展開するかという関心の持ち方の中に安住していたのでは、精神科医が、せっかく当事者研究という形で新たに現れた運動の持つ起爆力を塞いでしまう可能性がある。当事者研究は、また、ある知を持つということの社会的意味にも変化をもたらすであろう。少なくとも、自己に関する知は自己以上に持つものがないという観点と、専門的な知に関することは専門家に委ねるという視点の知の二項対立を当事者研究は破裂させる視点を持つだろう。

ところで野家は、当事者研究を紹介する場面で、それへの導入として、極限状態にいることを強いられた人、フランクルと石原吉郎の思惟と作品に触れた。本稿では、この点について、いくつかの私的なコメント、というより筆者の思いを述べてみたい。

まず筆者が注目するのは、極限状態に置かれるということは、決定的な孤独に置かれるということと関係がありそうだということである。このことは、その体験が語られることが稀であることにも影響していることと思われる。精神科臨床では、極限状態に遭遇している人に出会うことに相当する場面は、いわゆる被虐待経験を持つ人やレイプのような外傷体験を持つ人の診察であるが、そのときしばしば感じるのもこの孤独感である。精神科医のもとを訪れてもすぐに立ち去る人が少なくないのは、この孤独感が少しでも和らげられるのか、結局は深まるのではないかということに、このような人たちはきわめてデリケートな心性を持つようになっているからであろう。一方で、このような人たちは、同種の外傷体験を持つ人を直観的に嗅ぎ分けて近づくこともある。このような問題を考慮することは、「外傷を受けた」という運命と、「外傷について発言する」という行為の「間」を考える上で重要であろうし、外傷の臨床、極限状態の体験と当事者研究がどのようにつながるのかを考える上でも不可欠であろう。

本来ならば、精神科医としてこのような論をさらに敷衍すべきところであろうが、しかし筆者はここで、「極限状態」ということと、「物語る」ことを介する出会いということについて、ごく私的な経験をひとつずつ述べて論を結ぼうと思う。

一つ目の経験は、出口のない極限状態がきわめて身近にあることを大学病院の初期の臨床実習で筆者が目にしたということがある。筆者は、仕事を開始してから、人の死には、特に入院継続中の統合失調症の方の死を看取るという形で接してきたが、それは、もちろんケース・バイ・ケースではあるのだが、全体に、それほどの悲壮感を感じさせるものではなかった。しかし大学病院では、延命に延命を重ねた後に全身が極限の苦痛の塊となったまま死にゆく方に出会うことがあった。そのような患者のベッドサイドへの教授回診のときに、なお、生理学的理解からその患者の苦痛を減じる方法があるか、学生である私らが教授から試問を受けることがあったが、筆者には、その前に延命し過ぎたことが問題とされるべきではないかという意識がつきまとって離れなかった。最後まで生理学的知識の確認を淡々と続行する事務的な医学教育の手続きに、今ならば、アイヒマンの姿を重ねるかもしれない〈註2〉。(なお公正を期すために述べると、このようなことは大学病院でも減じているかと思われるが、筆者はそのことについての資料を持たない。)

今ひとつ、別の、極限状態とは無関係の主題であるが、人生の特異な層に位置する出会いということを述べてみたい。まったくプライベートなことであるが、筆者は出身医科大学を離れて故安永浩先生――氏がシツォイート(分裂質)であることを疑う人はあまりいないであろうが、そのことはここでの主要な問題ではない――のもとを直接訪ね、入局したのであるが、いまだ政治的スローガンをうたった立て看の並ぶ病院の薄暗い部屋から出てきた先生は、ここには生物学的研究はないし、勉強会もぽつぽつとはあるがきちっとしたものはない、とにかく何もないということを繰り返し言い続けたのである。そのとき、なぜだかわからないが、筆者には、ここに入局すれば間違いないという確信が湧き上がってきた。そしてこの出会いが今この場にまで筆者を導くことになった。精神医学では、幼児体験の反復や転移としての出会いが強調されるが、ここに示したような出会いの層は、人生の中で、そのような議論の中で繰り返し述べられてきたものからはみ出していて、しかしその意義は人間にとってきわめて大きいのではないだろうか。そして、このような記憶こそは「失われることのない記憶」なのではないかと筆者は思う。こう述べるのも、筆者は最近プルーストの「失われたときを求めて」を読み始めたのであるが、そこでは、作中の出会いはすべてこのような層の出来事として書かれている印象を持ったからである。

註

〈註1〉アンリは長大な議論を繰り広げているので、それを追うことは筆者の手にあまるけれども、対象が受容されるとき、「エゴがエゴ自身に現前する際の様態をすでに非反省的生の次元において性格づけている」ということを述べていることは確かなようである。「もはや光の起源としてではなく、ただ光によって照らし出されるにすぎないものとして人間が理解されるとき（「現出の本質」二八四頁）とも言われる。木村が繰り返し引用する、西田の「もの来たりて我を照らす」を想起させる。アンリの議論は、我が照らされたとき、そこに必然的にひそかに自己の自己性が感じとられているということを述べていってもよさそうであるから、木村の議論とは非常に近いように思われる。しかし、自己触発が「障害される」とはどういうことなのかは、障害されることによってどのような病的様態が生じるかという議論とは別の検討を要する課題である。

〈註2〉もちろんこれはやや強引な類推である。患者をおぞましい苦痛の中に延々と置きつつ、まじめに生理学的議論を繰り返す医療者たちのバナリティ（陳腐さ）を、ハンナ・アーレントがアイヒマン裁判を報告したときの副題「悪の陳腐さについての報告」になぞらえてみたものである。しかし、筆者は、医療の側にも、アイヒマン問題の側にも、もっと突っ込んで考えなければならない事柄がある気がしている。

文献

（1）木村敏『分裂病の現象学』ちくま学芸文庫、二〇一二年、一八六頁

（2） Jaspers, K., *Allgemeine Psychopathologie*. 8. Auflage, Springer, Berlin, 1965
（3） Sass, L., Parnas, J., Zahavi, D., Phenomenological Psychopathology and Schizophrenia: Contemporary Approach and Misunderstandings. *Philosophy, Psychiatry & Psychology* 18: 1–23, 2011
（4） Mishara, A., Missing link in phenomenological clinical neuroscience: Why we still are not there yet. *Current Opinion in Psychiatry* 3: 209–223, 2007
（5） ミシェル・アンリ（北村晋・阿部文彦訳）『現出の本質』法政大学出版局、二〇〇五年
（6） Parnas, J., Sass, L., Self, Solipsism, and Schizophrenic Delusions. *Philosophy, Psychiatry & Psychology* 8: 101–120, 2001
（7） 木村敏、同書、一九頁
（8） 長井真理「つつぬけ体験について」『内省の構造——精神病理学的考察』岩波書店、一九九六年、一九－四六頁
（9） 木村敏、同書、一六四頁
（10） ジャック・デリダ（林好雄訳）『声と現象』ちくま学芸文庫、二〇〇五年
（11） 木村敏「長井真理——その人と仕事」長井真理『内省の構造——精神病理学的考察』岩波書店、一九九六年、二三六頁
（12） ジャック・デリダ、同書翻訳、七二頁
（13） 長井真理『内省の構造——精神病理学的考察』岩波書店、一九九六年、一四二－一四四頁
（14） Blankenburg, W., *Der Verlust der Natürlichen Selbstverständlichkeit*. Enke, Stuttgart, 1971（木村敏・岡本進・島弘嗣訳『自明性の喪失』みすず書房、一九七八年）
（15） 木村敏、同書、二〇頁
（16） エドムント・フッサール（浜渦辰二・山口一郎訳）『間主観性の現象学Ⅱ　その展開』ちくま学芸文庫、二〇一三年
（17） Rizzolati, G., The Mirror Neuron System and Its Function in Humans. *Anatomy and Embryology* 210: 419–21, 2005

（18） M・メルロー＝ポンティ『シーニュI』（竹内芳郎監訳）みすず書房、一九六九年、一四三頁

（19） 津田均『気分障害はいま』誠信書房、二〇一四年、一〇〇頁

（20） Sass, L., Schizophrenia, Delusion, and Heidegger's "ontological Difference" on "Poor Reality-Testing" and "Empty Speech" M Spitzer, F. A. Uehlein, M. A. Schwartz, C. Mundt (eds.), *Phenomenology, Language and Schizophrenia.* Springer, New York, pp126–143, 1992

（21） 野家啓一『物語の哲学』岩波現代文庫、二〇〇五年

（22） ハンナ・アーレント（大久保和郎訳）『イエルサレムのアイヒマン』みすず書房、一九六九年

〈基調講演へのコメント〉

二つの「臨床哲学」が再会するとき

浜渦 辰二

はじめに

「臨床哲学は岐路に立っている」――シンポジウム提題者の一人である野家啓一の発言である。筆者は以前に、木村敏の「臨床哲学」と大阪大学の「臨床哲学」とを、「二つの臨床哲学」と呼んで、両者の共有するところとずれるところについて論じたことがあるが、[1]ここでの野家の発言は、大阪大学「臨床哲学」について述べたものである。とりわけ、野家が問題にしようとしているのは、「臨床哲学が社会の現場に赴いて、そこで聴き取るという行為に身をゆだねる、そこから出発しなければならない」という時、「傍観者でもなく、当事者でもなく、異分子として介入することで、議論の流れを変える[2]」という、「臨床哲学の立ち位置」「当事者との距離の取り方」である。そして、このところ盛んに行われていて、野家自身「衝撃を受けた」という「当事者研究」を、フランクルの『夜と霧』も「一種の、強制収容所における当事者研究」として引き合いに出しながら紹介する。そのうえで、大阪大学「臨床哲学」について、「個別の事例に接して当事者の語りを引き取る」という「往相」の場面では、「当事者研究との連携」が或る程度可能としながら、「そこからもう一度哲学の現場へ戻って来る」という「還相」において、「まさに個別の事例の現場での体験に裏打ちされた具体性をもって、しかし言葉を持ち帰るかぎり、普遍性をもたざるを得ないという次元、それに触れた言葉」が必要となるという。「それを紡ぎ出すことが、〔大阪大学〕臨床哲学のこれからの道ではないか」（〔　〕内は引用者の補足）という挑発的な問題提起であった。以上の問題提起に対して、筆者もいろいろ考えさせられたが、シンポジウムでは司会を務める立場ゆえにかなわなかった応答をするとともに、ひょっとすると、木村「臨床哲学」もまた「岐路に立っている」のかもしれないと論ずることにしたい。

1　二つの臨床哲学

鷲田清一が『「聴く」ことの力——臨床哲学試論』（一九九九）で「〔大阪大学〕臨床哲学の試み」について語った時、木村「臨床哲学」との違いについて、こう語っていた。木村の定義によれば、「精神医学は、こころに苦痛をもつ患者の治療の学である」のに対して、鷲田の「臨床哲学もまた人びとの『苦しみの場所』に立とうとするものであるが、しかし治療の学であろうとするのではない。『苦しみ』のなかにいるひとが『治療』を必要とする『患者』であるのかどうか、それすら自明ではないような地点から、そのひととともに、その思考と対話をはじめようとするものだからである」[3]（強調引用者）。つまり、「『苦しみをともにすること』(sym-pathy)として活動を開始する所で、臨床哲学の試みははじまる」[4]のだが、そのうちには、「哲学にかかわる者がここで『だれ』という特定の人物として他者の前に立つ」ということと、「哲学的思考が、『ダイアローグ』、つまりロゴスを分かちあうという意味での意見の交換のなかでこそより深められる」[5]ということが、含まれている。こうして、鷲田は、苦しみのなかにあるひとに向かうのは「治療」のためではなく、そのひとととともに「思考と対話をはじめる」ためと言うのである。

もちろん、木村「臨床哲学」もまた「治療」論だけで片付けられるわけではなく、「対話」を重要な契機と考えている。精神病理学から出発した木村が初めて「臨床哲学」という語を使ったのは論文「タイミングと自己」（一九九三）においてであったが、そこから次の箇所を引用する鷲田もそのことは承知のことであっただろう。

> 精神病理学において、患者が語ったなんらかの言表を取り上げてこれに「哲学的」な考察を加える場合、なによりもまず留意すべきことは、この言表を単独に問題にするのではなく、これを他のさまざまな表現、そしてなかんずく患者の全般的な生き方や行動様式の全体の中へ嵌め込んで、患者の全体がそこに集約的に表現されているような「ことば」として理解するということである。このような理解が、長期間の治療関係の中での個人的な対話の交換を通じてしか達成されえないことは言うまでもないだろう。[6]（強調引用者）

ここでは、木村「臨床哲学」もまた、患者とともに「思考と対話をはじめよう」とするように見える。後年の『臨床哲学講義』（二〇一二）の木村も、精神病理学は、「患者との一対一の対話による以外ありません」[7]とし、それによって、「その患者が自分の周りの世界に対してどういう生き方をしているか、これまでどういう生き方をしてきて、これからどういう生き方をしようとしているかを見て取る」のが大切であると述べている。したがって、精神病理学は、「臨床そのもののなかで、患者との出会い、患者との対話を通じて、心を病むとは人間にとってどういうことなのか[8]」ということを考え続ける「臨床哲学」とならざるをえないのである、と。ここでも、木村は「患者との対話」の重要性を強調しており、その姿勢は、鷲田の「臨床哲学の試み」と共有しているように見える。

その後、この「試み」を継承した大阪大学「臨床哲学」の一つの潮流が、いまや全国に広がって来ている「哲学カフェ」であると言えよう。「哲学カフェでは、それぞれの参加者はみずからがたてた問いを、対話のなかで少しずつ、ときには劇的に、書き換えてゆく。その問いの書き換えのプロセスを共有するというところに、哲学カフェの意味の大半があると言ってもよい[9]」と鷲田が評するように、そこでは、苦しみのなかにあるひととともに「思考と対話をはじめる」という当初の「臨床哲学」の精神がしっかりと継承されている[10]。それに較べると、木村「臨床哲学」は、必ずしも「対話」にとどまらず、むしろそこから離れて行くようにすら思われる。その経緯を追ってみよう。

2 臨床哲学と現象学

二つの「臨床哲学」にとっての「対話」のもつ意味は、そもそも木村と鷲田の共通の出発点であった現象学との関係においてはどのように考察されていたのだろうか。鷲田は初めて「臨床哲学の試み」を論ずるにあたって、「現象学を創始したフッサール」の小刀についての逸話を紹介し、メルロ＝ポンティやレヴィナスのテキストを引用しながらも、おそらくあえて意図的に、現象学については論じようとしていない。木村も論文「タイミングと自己」で初めて自らの精神病理学を「臨床哲学」として特徴づけるにあたって、現象学には触れておらず、そもそも一九九〇年代の木村は、「現象学の問題領域を抜け出て」、ヴァイツゼッカーに比重を置く「生命論的転回」を行っていた[11]。ここでは、鷲田「臨床哲学」と現象学の関係は脇に置いておくことにして、木村「臨床哲学」と現象学との関係を見るために、『分裂病の現象学』（一九七五）の時期に遡ることにしたい。

この時期の木村「精神医学的現象学」を、野家は「二人称の現象学」と特徴づけた[12]。これは勝手な命名ではなく、木村の叙述に基づくものであった。木村は、哲学的現象学は「非人称的」であるが、その出発点は「一人称的」であるのに対して、精神医学的現象学が明らかにしようとしているのは、「その出発点から目標点に至るまで、終始二人称的な意識構造、存在構造」（強調引用者）であり、したがって、それは「二人称的な現象学」であると述べていた[13]。この「二人称の現象学」こそ、精神科医である木村が患者に向き合って、「患者と呼ばれている人がどんな生き方、どんな在り方をしているか、またそれを当事者本人が直接にどう感じ取っているか[14]」を記述しようとするものと言ってよかろう。

ところが、木村にとって、それは精神医学的現象学の入り口にすぎず、この「二人称的な現象学」にとどまってはならないと言う。すなわち、「単に『患者』の内的・個人的な体験を忠実に記述してこれに解釈学的考察を加え……るだけにとどまってはならない。真の意味での分裂病の現象学は、むしろ与えられた分裂病者の個人的体験をそれの根底へと向かって超出し、……そこに生じている『根源的事態』を……露呈しようとする成因論的志向を内に含んだものでなくてはならない[15]」と主張する。しかも、その「根源的事態……を、いわゆる『分裂病者』個人の内部に生じているものとしてではなく、彼と彼の周囲の人々との間に、つまりより一般的にいえば個人と個人との間、人と人との間に生じている出来事として考えようとする[16]」。つまり、患者・当事者の「内的・個人的な体験」を記述する「二人称の現象学」を越えて、およそ「人と人の間」それゆえまた、医師と患者・当事者の「間」にある「根源的事態」を直視するところに進まねばならないと言うのである。

したがって、それに続けて木村は、患者の「解放」を目指した運動である反精神医学の論者クーパーから、「狂気とは、いわば一個の人物の《内》にあるのではなく、《患者》のレッテルを貼られた人物の関与している関連系の中にある[17]」と引用し、その主張に共鳴するように見えながら、木村が「人と人の間」と言い、「自己と他者の間」という時、それは単に「対人関係」のようなものを指しているのではなく、「自己が自己であるということも他者が他者であるということもともに……成立せしめているような第三の次元[18]」のことなのであるという。それが、前述のように一九九〇年代には、ヴァイツゼッカーの思索を手掛かりに「生命論的転回」を経て、「大文字の〈生〉と小文字の生との違い、ゾーエーとビオスの違い」という「生命論的差異」に基づく「生命論的精神現象学」に発展していくものであろう[19]。

しかし、そこに急ぐ前に、「分裂病の現象学」が、「二人称的な現象学」という「単なる分裂病者個人についての病像論的現象学」であってはならず、「事態の間主観的・間人格的発生に照準を合わせた成因論的現象学でなくてはならない[20]」という、木村の議論には、もう一つの流れが含まれていたことに注目したい。それは、木村が精神病理学に現象学を導入する出発点となった論文「精神分裂病症状の背後にあるもの」（一九六五）で展開された「自覚的現象学」という方法を継承し、あるいはそこに立ち返るものでもあった。つまり、そこで木村は、「他人における現象を、一度我の自覚に映して反転せしめることによってこれを知る、という方法を、私は自らの方法として『自覚的現象学』と名づけようと思う[21]」と述べていた。それから九年後の講演「分裂病の現象学」（一九七四）でも、「自覚的現象学」においては、「患者を前にして医者の側の自覚と、患者自身のいわば病的な自覚とが、ぴたっと一つになるところが出発点となっています[22]」と述べていた。しかし、医師の一人称と患者の二人称とが「ぴたっと一つになる」とは、どういうことであろうか。

木村「精神医学的現象学」は、精神科医・木村の「一人称の現象学」でも、木村が向き合っている患者あるいは当事者の「二人称の現象学」でもなく、両者の根底にある「第三の次元」に照準を合わせた「自覚的現象学」であったが、医師と患者・当事者が「ぴたっと一つになる」ことは、その間の距離が失われ、「対話」が失われて、精神科医の「独白」的現象学になる怖れはないのだろうか。現象学者と当事者の関係を考え直す必要がある。

3　現象学と当事者研究

前述のように野家は提題で「当事者研究」を紹介したが、木村が言うように、哲学的現象学の出発点が「一人称の現象学」であり、また河野哲也が言うように、「フッサールに始まる現象学は、当事者が経験しているそのままの世界を、科学的に分析する前に純粋に記述しようとする試み[23]」だったとすると、「当事者研究」とは、当事者の視点から、「自分の病気や問題に向き合い、自分の言葉で語ること」[24]として、優れて「一人称の現象学」的な研究と呼ぶ事ができる。そして、野家によれば、フッサールの現象学は、あくまでも「健常者の現象学」であったが、障害をもつ当事者自身による「当事者研究」は、「障害者の現象学」を記述することによって、「逆に健常者のもっている風景があぶりだされてくる」という意義をもつ。[25] いずれにせよ、「当事者研究」は、障害をもつ当事者自身による「一人称の現象学」であると言えよう。しかし、とするなら、患者・当事者とともに「思索と対話をはじめよう」とする「臨床哲学」の現象学は、患者・当事者とどのような距離をとろうとするのだろうか。

そこに野家は、大阪大学「臨床哲学」のみならず、木村「臨床哲学」に対しても問いを向けることになる。野家は、「哲学者は当事者ではありえない。つまり、患者や障害者ではありえないし、また一方で医師や看護師でもありえない」と述べたあと、返す刀でさらに、「しかし考えてみると、医師や看護師もその当事者なのか」と問う。もちろん、治療の現場では、治療する側として広い意味での「当事者」であるとは言えるが、「悩み苦しむ者という意味での当事者、つまり患者や障害者ではあり得ない」と言うのである。だからこそ、どちらの「臨床哲学」においても、「当事者との距離の取り方っていうものが非常に重要なことになってくる」と主張する。「当事者研究」は「一人称の現象学」たりえたとしても、患者・当事者に向かう「臨床哲学」はもはや「一人称の現象学」たりえず、「二人称の現象学」となるほかないのではないか。

『当事者研究の研究』の編者・石原孝二も、野家が提起したのと同じ疑問を木村「精神病理学」にぶつけて、「現象学的精神病理学は、精神科医の経験――精神病者との直接的な交わり――に依拠しているものとされる。しかし……そもそもなぜ精神科医は精神病理学的な経験に到達できると言えるのか。そこで把握されている経験は、精神病者の経験ではなく、むしろ精神病者を前にした精神科医自身の経験ではないと、なぜ言えるのか[26]」と詰め寄る。木村の「自覚的現象学」は、どれだけ「一人称の現象学」を越えることができるのか、と問うことになる。

この点で、村上靖彦『自閉症の現象学』がフッサールから借りた「構築的現象学」のアイデアは示唆的である。村上は、「現象学は、反省という古典的な方法から解放される必要がある。直接体験できない現象、反省によっては届かない経験構造の現象学に対しては、構築的現象学という名称が当てはまる[27]」という。したがって、村上の自閉症児についての研究は、「一人称的視点を前提とする現象学の方法に違反している」が、それは、「相手（自閉症児）と私のふるまいの違いが『ずれの感覚』として直接体験され……この差異がまさにお互いの経験構造を照らし出す」（（　）内は引用者補足）というのである。したがって、村上は、単純に「二人称の現象学」とは言わず、言わば〈一人称と二人称の差異（ずれ）の現象学〉が「お互いの経験構造を照らし出す」、それが「構築的現象学」と呼ばれるのである。これは、さきほどの木村の言い方では、両者の根底にある「第三の次元」を照らし出すということになろう。しかし、この村上の言わば〈差異の現象学〉は、当事者とともに「思索と対話をはじめる」という方向にあるようでいて、結局は、「他者である当事者の経験構造を現象学者が記述する『他者の現象学』」であって、それと「当事者の経験構造を当事者が既述する『当事者研究』」の現象学とでは、「方法論の違い」があることを認めているように思われる[28]。ここでも、現象学者の「構築」する「他者の現象学」は、「当事者研究」の「一人称の現象学」とは、異なるものとならざるをえない。

しかし、振り返ってみれば、そもそも「当事者研究」は「一人称の現象学」だったのだろうか。

4 当事者研究と臨床哲学

現象学と当事者研究との結びつきについて振り返ると、べてるの家の当事者研究を牽引してきたとも言える向谷地生良は、当事者研究のキャッチフレーズとして使い始めた「自分自身で、共に！」について、「これは『自分自身で考える人』たちが、『ともに哲学する』ときにこそ、物事の本質に迫ることができる、という現象学の創始者であるフッサールの言葉にヒントを得たもの」であるという[29]。それゆえ、当事者研究には、①一人当事者研究、②マンツーマンでの当事者研究、③グループで行う当事者研究がある、という。当事者研究は、必ずしも「一人称の現象学」である必然性はなく、むしろ、「ともに哲学する」ときにこそ、物事の本質に迫ることができる、というのである。

石原は、そこから一転して、むしろ「当事者」の概念を広げるべきではないか、と問いを投げかける。そして、「精神病理的経験に関する現象学は、当事者のみならず、そこに『巻き込まれた』人々――家族、友人、同僚、医療関係者など――をも現象学的探究の主体として認める現象学的共同体によって遂行されるのでなければならない[30]」と主張する。したがって、「現象学は、個々人の体験を出発点としつつ、その共同性を通じて、つまり、他者の体験とのすり合わせを通じて、普遍的な本質を探り、共通の世界を構築していく作業として再定義されねばならない[31]」と石原はいう。さらに言えば、『『当事者』とは、自らの苦悩に向き合う人のことなのだと考えるならば、ほとんどすべての人が何らかの『当事者』であるということになる」のであって、「障害当事者や家族当事者、医療従事者、支援者等、様々な立場の当事者は、障害に関するそれぞれの体験を持ち、それぞれの現実を生きている[32]」ということになる。それを石原は、「現象学的共同体」と呼んでいる。これは、シンポジウムのコメンテーターであった榊原哲也が、「われと汝」ではなく「われわれ」における現象学のあり方を提起したことにも通じていよう。

榊原はシンポジウムのなかで、野家の提題に対して、「臨床哲学の現場の当事者にはなれない」としても、「その臨床哲学の当事者にはなるのではないか」、そして「哲学者もまさにその場合には当事者になり得る」と反論していた。石原もまた、「弱さや苦悩を持ったとき、人はだれでも当事者になる」と言い、「そのような意味での当事者が、弱さや苦悩について語る場を求め、問題を何らかの形で継続的に仲間と共に考え続け、一定の答えを得ようとするとき、そこにはすでに当事者研究が成り立っている[33]」と述べている。べてるの家の当事者研究の理念「自分自身で、共に」の「共に」は、当事者の仲間と共に、というだけではなく、専門家(ないし哲学者)と共に、という意味もこめられている。しかしこの場合の専門家(ないし哲学者)の立ち位置は、あくまでも、当事者の主観的現実に寄り添う、ということにあるという[34]。同じことは、臨床哲学についても言えよう。

したがって、提題者・野家は、「現場に赴いて当事者の声に耳を傾ける。そのことができても、当事者それ自体になることはできないわけですね。だからむしろ、当事者性を断念するという、そこのところから臨床哲学は出発せざるを得ない」と言うが、榊原は、「哲学者もまさに臨床哲学の当事者になりうる」と反論していたし、石原は、そこで当事者性を断念する必要はないと反論するであろう[35]。

5　木村「治療論」と当事者研究、そして、イタリアとフィンランド

ここで、木村「治療論」と当事者研究の関係に目を向け、木村「臨床哲学」は当事者とどのように距離を取る

のかという問いを考察したい。

さきに現象学と当事者研究との結びつきに言及したが、向谷地『技法以前　べてるの家のつくりかた[36]』では、数回にわたって木村『心の病理を考える』が引用されるが、そこで向谷地が注目しているのは、現象学でも臨床哲学でもなく、むしろ木村「治療論」である。つまり、例えば、次のような箇所である。木村は、「患者が十分な現実適応力を回復しないうちに薬を使って妄想だけをむりやりに取ってしまうというのは、場合によっては非常に暴力的な治療だということになる。妄想は、患者が生きて行くための必要上、応急的に採用したインゲニウムなのである。これを取り去ってしまうということは、生きる手だてを奪ってしまうことを意味しかねない[37]」と述べ、そして、「患者が日常生活のなかで私たち『生活者』の『仲間』になってくれること、といおうか、それが治療のさしあたっての──そしておそらくは窮極の──目標だろう。そして、その目標に到達するための第一歩として、私たちはまず診察室のなかで患者と仲間になろうとする[38]」と述べる。このような木村「治療論」を、「べてるの家」の向谷地は、高く評価したのである。この「治療論」に基づいた「べてるの家」による「復帰先の地域そのものを活性化することを通じた社会への参入」を石原は、「イタリアで一九六〇年代以降に展開され、精神病院の廃絶へとつながっていったバザーリアらの精神保健改革の運動にどこか通じるものがある[39]」と注記しているが、これについて少し垣間見ておこう。

松嶋健『プシコ　ナウティカ──イタリア精神医療の人類学』はフィールドワークに基づきながら深い思索を展開した力作であるが、それによると、イタリア精神医療改革の中心人物となったフランコ・バザーリア（一九二四～一九八〇）は、パドヴァ大学医学部で神経精神医学を修了したが、彼の関心は、精神医学における現象学の導入にあった。特にフッサールとハイデガーの現象学に強い関心を抱き、サルトルの実存主義にも惹かれていた。彼の本棚には、ほかにも、ヤスパース、ミンコフスキー、ビンスワンガー、ブロイラー、メルロ＝ポンティらの本が並んでいたという。バザーリアの現象学には、「主観的な生きられた経験を超え、相互触発により生成するインタラクティヴな関係のほうに向かう指向性が見出され」、それは「〈出会い〉の現象学的分析」と呼ばれていた。[40] 彼によれば、〈出会い〉とは、『わたし』と『あなた』に先立つ先反省的な『われわれ』の次元[41]」であり、「医師と患者とのあいだでこのような〈出会い〉を阻害しているもの」こそ、「制度」であった。[42] それはやがて、監獄と精神病院を同様の「施設＝制度（istituzione）」として捉えて批判する「脱施設化（deistituzionalizzazione）」の思想へと導くことになる。

因みに、バザーリアはスコットランドで「治療共同体」として知られる集団精神療法を学び、それを精神病院のなかに集団討論の場である「アッセンブレア（assenblea 集会）」として導入する。[43] イタリアで地域精神医療として始まったグルッポ・ファミリア（gruppo famiglia、グループホームの一種）は、立ち上げ時の「浦河べてるの家」に近いと考えられると、松嶋は注記しているが、[44]「治療共同体」は石原の言う「現象学的共同体」を思い出させるし、「アッセンブレア」は「三度の飯よりミーティング」というべてるの理念を思い出させる。ここでは、詳しく紹介できないが、松嶋はほかにも、向谷地も論じていた「技法以前」について語り、「苦しみや困難については、本人以外は誰であっても素人でしかありえない[45]」という、「当事者研究」に繋がるような考察をするとともに、他方でまた、地域精神保健活動の一環として行われていた「演劇実験室」との関連で「中動態の謎」についても論じ、それは近年の木村の中動態への関心に通じるところでもある。[46]

南欧イタリアでの精神医療に言及したついでに、北欧フィンランドでの新しい精神医療のあり方にも触れておきたい。そこにも、「アッセンブレア」の理念が流れていると思われるからである。それは、「オープンダイアローグ」と呼ばれるもので、「統合失調患者への治療的介入の一手法として、フィンランド西ラップランド地方にあるケロプダス病院のファミリーセラピストたちを中心に、一九八〇年代から実践が受け継がれて来た」[47]ものである。「急性期の危機状態にあるクライアントのもとへ、『依頼から二四時間以内』に『専門家チーム』で出向き、『状態が改善するまで毎日』患者と家族や関係する重要人物を交えて『対話』する」という。斎藤環によれば、「オープンダイアローグでは薬を一切使わない。会話だけで治してしまう」、「治療方法、薬物治療、入院の可否などについて全員がいる場所で話し合われる。当事者がいない所でその人の処遇を決めてはいけない、というのがルール」、「曖昧な状況下では対話こそが希望であり、迷宮から脱出する手がかり」[48]（強調引用者）、とされている。同書で、石原孝二は、オープンダイアローグとべてるの家を比較しながら、「当事者が『語ること』を取り戻すために、精神科医療の常識に反する実践を行っている」ところに共通点が集約される、と述べている[49]。筆者には、イタリアのアッセンブレアもフィンランドのオープンダイアローグも、精神医療における「対話」の役割を見直すものとも言え、べてるの「ミーティング」とだけでなく、冒頭で紹介した大阪大学「臨床哲学」が展開してきた「哲学カフェ」とも共通点が多いように思われる。

おわりに

提題のなかで野家は、コメンテーターである精神科医・内海健の或る座談会での発言を引いていた。すなわち、内海は、「ぼくはときどき若手の精神科医に『直接体験にアクセスできるのは患者さんのはずなのに、どういうわけか、医者の側の理解が正しいとされるのが今の精神医学の構造なのだ』と投げかけます。なぜそんなことが許されるのか」[50]と問う。これは、もちろん、客観性を標榜する現代の生物学的精神医学に対する発言であろうが、先に、ほとんど同じ問いを石原が木村「精神病理学」に向けていたことを思い出していただきたい。内海は続けて、「今後、精神医学はおそらく変わるでしょう。一方的に医療の側から記述するというのではなくなるのではないでしょうか」、と発言しているが、これも同様に、生物学的精神医学に対してだけではなく、患者・当事者との「対話」から始まりながらもその「対話」の精神から離れて来ているように見える木村「臨床哲学」にも向けられはしないだろうか。内海の発言は、当事者研究を評価する文脈として控えめに解すべき必要があるとしても、そのことを感じ取っている発言のように私には思われた。

冒頭で、「臨床哲学は岐路に立っている」という、大阪大学「臨床哲学」を念頭において述べた野家の発言を紹介した。しかし、いま、同じ言葉を木村「臨床哲学」にも向ける必要があるのかも知れない。

注

（1）浜渦辰二「二つの「臨床哲学」」、日本精神病理・精神療法学会編『臨床精神病理』第三一巻第三〇号、二〇一〇年、一四三−一四六頁。
（2）鷲田清一監修『ドキュメント臨床哲学』大阪大学出版会、二〇一〇年、xii頁。
（3）鷲田清一『「聴く」ことの力——臨床哲学試論』ＴＢＳブリタニカ、一九九九年、五三頁以下。
（4）同右、五七頁以下。
（5）同右、五八頁。
（6）木村敏「タイミングと自己」、『木村敏著作集７　臨床哲学論文集』弘文堂、二〇〇一年、一三八頁。
（7）木村敏『臨床哲学講義』創元社、二〇一二年、四頁。

（8）同右、五頁。
（9）鷲田清一監修『哲学カフェのつくりかた』大阪大学出版会、二〇一四年、ⅲ頁。
（10）筆者が関わって来た「ケアの臨床哲学」研究会主催の連続シンポジウムも、「哲学カフェ」とは異なるスタイルで、専門家と非専門家、当事者と非当事者との間での「対話」を大切にしてきている。その一端は、『ケアの臨床哲学——シンポジウムの記録』（二〇一二年）に見る事ができる。
（11）野家啓一「解説」、前掲『木村敏著作集7』、四四五頁。
（12）野家啓一「解説」、『木村敏著作集1　初期自己論・分裂病論』弘文堂、二〇〇一年、四一二頁。
（13）木村敏「精神分裂病論への成因論的現象学の寄与」、同右、三一四頁以下。筆者自身は、この「二人称の現象学」を「二人称的パースペクティヴの現象学」（拙稿「「ケアの現象学にむけて——現象学の可能性をめぐって（二）」（九州大学哲学会編『哲学論文集』第四九輯、二〇一三年、一〇九－一二六頁）として考えようとしている。
（14）前掲『臨床哲学講義』一〇九頁。
（15）前掲『木村敏著作集1』三二九頁。
（16）同右、三三〇頁。
（17）同右、三三〇頁以下。
（18）同右、三三四頁。
（19）前掲拙稿「二つの「臨床哲学」」参照。
（20）前掲『木村敏著作集1』三三八頁。
（21）同右、七四頁。
（22）木村敏『分裂病の現象学』ちくま学芸文庫、四二八頁。
（23）河野哲也「当事者研究の優位性」、石原孝二編『当事者研究の研究』医学書院、二〇一三年、七七頁。
（24）石原孝二「当事者研究とは何か」、同右、一六頁。

(25) フッサールにおける「正常と異常」の問題については、別途考察する必要があろう。エトムント・フッサール『間主観性の現象学II　その展開』(浜渦辰二／山口一郎監訳、ちくま学芸文庫、二〇一三年)「第四部　正常と異常」参照。

(26) 石原孝二「精神病理学から当事者研究へ」、石原孝二・稲原美苗編『共生のための障害の哲学　身体・語り・共同性をめぐって』、UTCP、二〇一三年、一二二頁。

(27) 村上靖彦『自閉症の現象学』勁草書房、二〇〇八年、vii頁。

(28) 熊谷晋一郎、内海健、綾屋沙月座談会「発達障害「から」考える。」、「かんかん!——看護師のためのwebマガジンby医学書院」(http://igs-kankan.com/article/2011/08/000460/)

(29) 向谷地生良『統合失調症を持つ人への援助論——人とのつながりを取り戻す為に』金剛出版、二〇〇九年、九九頁。さらにそれは、谷徹『これが現象学だ』(講談社現代新書、二〇〇二年)からヒントを得たものとのことである。フッサール自身、現象学を、「独我論的」な層と「間主観的」な層において構想し、「哲学的孤独」の必要性を説く一方で、「哲学は私的な事柄ではなく、哲学者達の作業共同体においてのみ無限の前進において実現されることができる」(『危機』書)と述べていた。

(30) 前掲「精神病理学から当事者研究へ」一二七頁。

(31) 同右、一二九頁。

(32) 同右、一三〇頁。

(33) 前掲「当事者研究とは何か」四四頁。

(34) 同右、四八頁。

(35) 筆者もまた、がんや認知症を患った家族に寄り添うなかから、「ケアの臨床哲学」という構想を得て来たが、それは、筆者にとって「二人称の現象学」から出発する「当事者研究」であったとも言える。

(36) 向谷地生良『技法以前——べてるの家のつくりかた』医学書院、二〇〇九年。

(37) 木村敏『心の病理を考える』岩波書店、一九九四年、二二頁。なお、ここで「インゲニウム」とは、ヴィーコが「一種の構想力」と呼んだものだが、「現在目の前にある状況のなかで感覚的所与の背後にひろがる生命的な意味のようなものを直接に見出す技術」を意味している(同書、一八頁)。
(38) 同右、一六六頁。
(39) 石原前掲書、一四頁以下。これについては、大熊一夫『精神病院を捨てたイタリア 捨てない日本』(岩波書店、二〇〇九年)も参照されたい。
(40) 松嶋健『プシコ ナウティカ』世界思想社、二〇一四年、九三頁。
(41) 同右、九四頁。
(42) 同右、九六頁。
(43) 同右、一一一頁以下。これについては、映画『人生、ここにあり!』(監督・脚本 ジュリオ・マンフレドニア、二〇〇八年)を参照されたい。
(44) 同右、四四二頁。
(45) 同右、一六九頁。
(46) 同右、三三九頁以下。木村の「中動態」論については、「対談・中動態という場をめぐって」、木村敏・野家啓一監修『空間と時間の病理——臨床哲学の諸相』河合文化教育研究所、二〇一一年、を参照。
(47) 特集「オープンダイアローグ フィンランドで効果を上げる驚きの救急対応」、『精神看護』二〇一四年七月号、六頁。
(48) 斎藤環「オープンダイアローグ(開かれた対話)が統合失調症の治療風景を変える可能性について」、同右、七〜一八頁。
(49) 石原孝二「オープンダイアローグとべてる Open Dialogue UK セミナー参加報告」、同右、一九〜二三頁。
(50) 前掲「発達障害「から」考える。」。

当事者とは誰か——「あとがき」に代えて

野家啓一

このところ、ふとしたきっかけからアダム・スミスの『道徳感情論』（水田洋訳、岩波文庫）を繙読する機会を得て、その濃やかな人間観察からさまざまな示唆を与えられた。その意味で、スミスは経済学者として知られているが、モラリスト（人間観察家）の系譜に属する道徳哲学者だと言ってよい。というのも、『道徳感情論』の主題は、乱暴に言えば「他人の心（other mind）」をめぐる諸問題であり、われわれは他人の心（感情）をいかにして理解することが可能か、という問いをめぐって驚くほど綿密な議論が展開されているからである。彼の立場は類推説ないしは感情移入説に近いのだが、その過程で「同感（sympathy）」の根源性が説かれ、そこから「主要当事者 the person principally concerned」と「観察者 the spectator」の区別が導入されている。ともかくも、彼の言うところを聞いておこう。

「観察者と主要当事者とのあいだに感情のなにかの対応がありうるような、すべてのばあいにおいては、観察者は、なによりもまず、かれとしてできるかぎり、かれ自身を相手の境遇におき、受難者 the sufferer にたいしておこる可能性のある困苦のあらゆるこまかい事情を、かれ自身ではっきり考えるように、努めなければならない。（中略）しかしながら、このことが全部なされたあとでも、観察者の情動はなお、受難者によって感じられるもののはげしさにおよばないということが、きわめてありがちである。人類は、生まれながら同感的であるとはいえ、他人にふりかかったものごとにたいして、主要当事者を当然に興奮させるのとおなじ程度の情念を、けっして心にいだくことはないのである。」（前掲書、上巻、五六頁）

いきなり長文の引用にお付き合いいただいたのはほかでもない、昨年（二〇一三年）の臨床哲学シンポジウム「臨床哲学とは何かⅡ」において、私の提題発表「臨床と哲学のあいだ・再考」に対して、コメンテイターの方々からとりわけ「当事者」の概念について厳しくかつ有益なご批判をいただいたからである。それらのコメントからは、私自身がさまざまな学問的刺激を受け、「再考」をさらに再考せざるをえなかったこともあり、いささか不躾ながら、この「あとがき」の場を借りて応答するとともに、議論を深化させるきっかけともなればと考えている。

私の提題は、社会の現場に臨む臨床哲学者の立ち位置を問うものであり、その対照項として精神疾患等の患者自身による最近話題の「当事者研究」を取り上げた。さらにフランクルの『夜と霧』をアウシュヴィッツ強制収容所体験の、石原吉郎の詩やエッセイをシベリヤ収容所体験の、それぞれ一種の当事者研究として読まれるべきことを提案し、それを踏まえながら臨床哲学における「往相」と「還相」のあり方を探ろうとしたものである。当日、会場でコメンテイターを務められたのは谷徹、内海健、榊原哲也、津田均の四氏であるが、「当事者」に関わる問題を提起されたのは榊原であり、また司会の役にあった浜渦辰二からも貴重なコメントを頂戴した（本書所収の各論考を参照）。したがって、ここでは紙幅の制限もあり、榊原、浜渦お二人の批判的コメントを中心に応答を試みたい。

榊原は論考「〈われと汝〉と〈われわれ〉」のなかで、フッサールのテクストを仔細に読み解きながら、そこに「互いに向き合ったうえで、同じ方向を目指して共に歩もうと努力する〈われわれ〉の関係」を新たな可能性としてあぶり出す。それに対して、臨床哲学者は現場に赴くことはできても、現場の「当事者」になることはできないという野家の議論は、そうした可能性に目を閉ざすことになるのではないか、と反問する。

「臨床哲学者が、当事者と当事者が行う当事者研究に関わろうと現場に赴くことによって、臨床哲学者と当事者とが互いに向き合い、同じ方向を目指して共に歩もうとする、新たな〈われわれ〉の関係が生成する可能性はあるのではないか。臨床哲学者は、厳密な意味での当事者研究の当事者にはなれないとしても、臨床哲学者が現場に赴くことによって、そこに当事者と哲学者とによって新たな『現場』がいわば中動相的に生成し、その新たな〈われわれ〉の『現場』の『当事者』になることはありうるのではないかと思われるのである。」（本書、二四〇頁）

見事な指摘と言うべきだろう。たしかに、現場に赴いた哲学者と当事者とのあいだに新たな「現場」が生成し、哲学者がその現場の当事者になる、という可能性は私が見落としていた点であった。そのことは率直に認めねばならない。この榊原の論点を踏まえ、さらに『当事者研究の研究』の編者である石原孝二の議論を援用しながら、浜渦は本書に寄せた論考「二つの『臨床哲学』が再会するとき」において、次のように論を進めている。

「石原は、そこから一転して、むしろ『当事者』の概念を広げるべきではないか、と問いを投げかける。そして『精神病理的経験に関する現象学は、当事者のみならず、そこに「巻き込まれた」人々——家族、友人、同僚、医療関係者など——をも現象学的研究の主体として認める現象学的共同体によって遂行されるのでなければならない』と主張する。(中略)さらに言えば、『「当事者」とは、自らの苦悩に向き合う人のことなのだと考えるならば、ほとんどすべての人が何らかの「当事者」であるということになる』のであって、『障害当事者や家族当事者、医療従事者、支援者等、様々な立場の当事者は、障害に関するそれぞれの体験を持ち、それぞれの現実を生きている』ということになる。」(本書二七一頁)

浜渦によれば、先ほどの榊原の指摘にあった新たな「現場」のことを、石原は「現象学的共同体」と呼んでいる。そこでは現場に関与するあらゆる人々が濃淡の差はあれ「当事者」としての資格をもつのである。なるほど、「当事者」の概念を拡張するという提案、これもまた私には欠落していた視点である。だが、私の言い方をさせてもらうならば、この現象学的共同体はあくまでも「往相」の途上に存立するものであろう。「還相」に向かうためには、その共同体から一定の距離を置かねばならない。提題のなかで私が「距離のパトス」という言葉を、意味をずらしながらニーチェから借りたゆえんである。

障害当事者が「主要当事者」だとすれば、家族当事者、医療従事者、支援者等はなべて「副次当事者」と呼ぶことができる。彼/彼女らは、主要当事者を中心に同心円状に形成される現象学的共同体の一端を担い、その限りで当事者性を分有しているからである。アダム・スミスの言葉を借りるならば、副次当事者はいわば「観察者（spectator）」に相当するであろう。ただし、観察者は「傍観者（bystander）」とは異なる。傍観者が現場に無関心で一切関与しないのに対し、観察者は多大の関心を持って現場に臨んでいるからである。『道徳感情論』からの先の引用文にも見られるように「観察者は、なによりもまず、かれとしてできるかぎり、かれ自身を相手の境遇におき、受難者にたいしておこる可能性のある困苦のあらゆるこまかい事情を、かれ自身ではっきり考えるように、努めなければならない」のである。これはまさに、臨床哲学者が立とうとしている場所にほかならない。それゆえ、観察者は「中立的で豊富な知識をもった観察者（impartial and well-informed spectator）」（前掲書、上巻、四〇六頁）とも言い換えられ、それは訳者の水田洋によれば「世間のさまざまな事情に精通しながら、そのどれについても当事者とならない人物のこと」（前掲書、下巻、四六〇頁）なのである。

それゆえ観察者の立ち位置は微妙である。観察者は自ら当事者と一体化し、当事者の感情に同化しようとしても「かれら自身は安全だという考え、かれら自身はじっさいには受難者ではないのだという考えが、たえずかれらのじゃまをする」（前掲書、上巻、五六頁）ということにならざるをえない。私自身は家族当事者として寝たきりになった父と母をそれぞれ自宅介護で看取った体験をもつが、主要当事者を理解し同感することの困難は、身をもって経験した者でなければわからない。それだけに、スミスの鋭利な洞察には舌を巻くばかりである。さらに彼によれば、主要当事者は副次当事者の完全な同感を得ることが困難であることに気づいて、つぎのように考えるという。

「当事者は、このことに気づいていて、しかも同時に、もっと完全な同感を、情念をこめて望むのである。かれは、観察者たちの意向がかれ自身のそれと完全に協和することだけがかれに提供しうるあの救済を、切望するのである。かれらの心の情動が、あらゆる点で、はげしく不快な情念においてかれ自身のそれと調子を合わせているのを見ることが、かれの唯一の慰めとなる。しかし、かれがこれを獲得することを望みうるのは、ただ、かれの情念を、観察者たちがついていける程度に、低めることによってなのだ。」(同前、五七頁)

おそろしいほどの人間心理に対する明察である。それゆえ、同じ方向を向いた現象学的共同体といえども一枚岩ではありえない。主要当事者と副次当事者とのあいだには、乗り越えがたい非対称性が存するのである。この非対称性は、鷲田清一が臨床哲学者の立ち位置を現場に「異分子として介入すること」(本書一八八頁参照)として特徴づけたこととさほど隔たったものではない。そしてこの「異分子性」は臨床哲学が「哲学」である限り、手放してはならないものと私には思われるのである。

言い方を変えれば、臨床哲学の立ち位置はボランティア活動や介護支援とは異なるし、またそこに留まることはできない、ということでもある。哲学である限り、それは「聴く」ことだけで完結することはできず、「語る」ことや「書く」ことにコミットせざるをえない。私が「還相」といういささか耳慣れない言葉で示唆したかったのは、まさにそのことにほかならない。つまり、臨床哲学者は「実践家」として自己完結することはできず、あくまでも「理論家」としての義務を果たさねばならないのである。「臨床」だけであればプラクシスの次元で十分であり、結果はおのずからついてくる。しかし、「哲学」はテオーリアの次元に踏み込まざるをえず、結果はその先に存するのである。

したがって、「往相」において現象学的共同体の一員として当事者性を身に帯びた臨床哲学者は、「還相」においてはその共同体から身をもぎ離し、ある種の「哲学的孤独」のなかに立ち戻らねばならない。それが「異分子」としての責任のとり方である。そのことは臨床哲学者にはなはだ「居心地の悪い」思いをさせるに違いない。しかし、その居心地の悪さこそが、臨床哲学の立ち位置なのである。したがって、"Homo Patiens"（苦しみ悩む人）として当事者でもある臨床哲学者は、同時に"Homo Loquens"（語る人）として観察者の役目をも果たさねばならない。この当事者であるとともに観察者でもあらざるをえない苦しみと喜びこそは、まさに臨床哲学者のものなのである。

私が提題の末尾で石原吉郎の言葉を借りて「沈黙」の意味に触れ、「失語の一歩手前でふみとどまろうとする意志」を強調したのも、往相と還相のあいだに横たわる越えがたい深淵を示唆したかったからにほかならない。その深淵の前で、臨床哲学者はいわば「暗闇のなかでの跳躍」を強いられるのである。

木村　敏
1931年生まれ。京都大学名誉教授。河合文化教育研究所主任研究員・所長。精神病理学。

野家啓一
1949年生まれ。東北大学教養教育院総長特命教授。哲学、科学基礎論。

鷲田清一
1949年生まれ。大阪大学名誉教授。大谷大学文学部哲学科教授。臨床哲学、倫理学。

鈴木國文
1952年生まれ。名古屋大学大学院医学系研究科教授。精神病理学。

兼本浩祐
1957年生まれ。愛知医科大学精神医学講座教授。精神病理学、臨床てんかん学。

谷　徹
1954年生まれ。立命館大学文学部人文科学科教授。間文化現象学研究センター長。哲学。

榊原哲也
1958年生まれ。東京大学大学院人文社会系研究科教授。哲学。

津田　均
1960年生まれ。名古屋大学大学院医学系研究科准教授。精神病理学。

浜渦辰二
1952年生まれ。大阪大学大学院文学研究科教授。臨床哲学、倫理学。

臨床哲学とは何か——臨床哲学の諸相

2015年1月15日　第1刷発行

監修　木村　敏
　　　野家 啓一

発行　河合文化教育研究所
〒464-8610　名古屋市千種区今池2-1-10
TEL (052)735-1706㈹　FAX (052)735-4032

発売　㈱河合出版
〒151-0053　東京都渋谷区代々木1-21-10
TEL (03)5354-8241㈹

印刷
製本　㈱あるむ

ISBN978-4-7772-0453-3　C1010

「自己」と「他者」――臨床哲学の諸相
木村　敏
野家啓一　監修
他者なくしては原理的に成り立たない「自己」という不可思議な欠如体を「中道的自己」、「与格的自己」という新たなアプローチを通して辿り直す。
3900円

空間と時間の病理――臨床哲学の諸相
木村　敏
野家啓一　監修
ニュートン的絶対空間・絶対時間と、それを一瞬の内に垂直に切り裂く「こと」としての時間と空間。この根源的に異なる二種類の時空間の謎に迫る。
3900円

〈かたり〉と〈作り〉――臨床哲学の諸相
木村　敏
坂部　恵　監修
ゾーエーから個別的生命への分節化の過程に差し挟まれた言語と制作という人間の根源的運動。この運動が原初的に孕む虚・実の構造に光をあてる。
3900円

身体・気分・心――臨床哲学の諸相
木村　敏
坂部　恵　監修
形而上学を排して世界とのアクチュアルな接触に賭ける哲学と、患者との治療経験を通して超越論的思考へと向かう精神病理学の刺激的な出会い。
3900円

分裂病の詩と真実
木村　敏
生命の根底としての「こと」の形なき形を探りながら、治療者と患者のふるまい合いをてこに、自己と生命について限りなく深く考察した魅力的論考。
2800円

廣松渉　マルクスと哲学を語る――単行本未収録講演集
廣松　渉
小林昌人　編
「事的世界観」「関係の第一次性」「物象化論」「四肢的構造」など、現代を貫いて生きる廣松哲学の核心部分を、分かりやすく明快に語った珠玉の講演集。
2400円